NEW 응급처치

이흥진 · 이충중 · 권재한 · 서재복

교학연구사

저자약력

이 흥 진

· 명지대학교 체육학석사·교육학박사
· 사)한국사회체육진흥회 부회장
· 한국합기도연합회 회장
· 한국경호무예 총 연합회 회장
· 명지대학교 사회교육원 경호의전과 주임교수
· 명지대학교 방목기초교육대학 조교수
· 저서「무예사범학개론」외 5권
· 논문 "무예수련 청소년의 무예수련정도와 자기효능감수준이 진로결정유형에 미치는 영향 분석"외 7편

이 충 중

· 명지대학교 사회교육대학원 교육학석사
· 한국합기도연합회 이사
· 한국합기도연합회 검무관 총관장
· 한국경호무예총연합회 부회장
· 명지대학교 사회교육원 경호의전과 객원교수
· 저서「합기도 호신술 교본」

권 재 한

· 명지대학교 체육학석사 · 이학박사
· 권 스포츠클리닉 원장
· 국민생활체육 무술기공연합회 상임이사
· 사)한국사회복지개발원 이사
· 사)한국사회체육진흥회 스포츠마사지교수
· 명지대학교 체육학부 · 사회교육대학원 · 학점제 출강
· 저서「능동적과 수동적인 동작 테스트」외 3편
· 논문"특발성 척추 측만증 cobb각 개선을 위한 교정운동"외 5편

서 재 복

· 명지대학교 체육학석사 · 이학박사
· 한국올림픽 아카데미 이사
· 한국스포츠학회 이사
· 국민생활체육협의회 자문위원
· 강원도 생활체육협의회 선임이사
· 춘천교육대학교 체육교육학과 교수
· 저서「스포츠게임지도법」외 3편
· 논문"초등학생의 신체질량지수(BMI)와 신체요인간의 관계"외 6편

머리말

인간이 태어나서 죽음에 이르기까지 상당히 오랜 기간 동안 생명을 유지하면서 살아가고 있다. 삶을 영위하는 기간 동안, 즉 일상생활을 하면서 사회적 안전망이 무수히 펼쳐져 있으며, 또한 자기방어적인 측면을 충분히 유지하고 있지만 폭넓은 사회활동을 하면서 여러 안전적인 측면보다는 주위환경에 위험성이 항상 노출되어 있다고 해도 부족함이 없다. 이러함에도 불구하고 개개인은 "나에게는 사고가 생기지 않을 것이다." 라는 안일한 생각을 지니며 생활하고 있다. 하지만 사고는 일어나지 않음이 마땅하나 누구에게나 갑자기 발생될 수 있기 때문에 우리는 이러한 사고에 대해 미연에 방지해야 하며, 생각지도 않았던 사고가 발생되었다면 응급처치에 대한 사전 지식이 있어서 대처를 한다면 어떻게 될 것인가를 한번 생각해 볼 일이다.

그동안 응급처치는 의사나 전문응급구조대만 할 수 있는 것으로 인식되어 왔다. 하지만 응급처치는 전문가만이 할 수 있는 것이 아니다. 조그마한 관심만 가진다면 국민이라면 모두가 대처할 수 있는 방법이다.
방법만 터득하면 부상자의 상처를 경감시킬 뿐만 아니라, 고통을 줄여주고, 나아가 생명을 구할 수가 있다. 이러한 행동은 잊을 수 없는 소중한 경험이 될 것이다. 응급처치의 방법은 사고 종류에 따라 다양하지만, 실제로 처치시에는 구조자의 침착함과 사고자에 대한 배려로 충분히 환자를 보호할 수가 있다.
우리나라에서는 응급처치에 대한 관심이 1990년 이후로 계속적인 관심을 갖고 있으나, 아직은 국민의 대다수가 응급처치에 대한 인식과 응급상황에 있어서 적절하게 대처하지 못하고 있는 것이 현실이다.

이 책은 어려운 상황에서 누구나가 손쉽게 대처할 수 있는 응급처치가 결코 전문가에 의해서만이 해결되는 것이 아니라는 것을 현직에서 응급처치를 강의하는 교수들의 공통된 의견으로서, 축적된 현장경험들을 바탕으로 응급처치에 대한 이론을 정립하고 도해를 첨부함으로써 일반인이 보다 쉽게 이해할 수 있도록 구성하였다.

교재의 구성은 12장으로 구성되었으며, 제1장과 제2장에서는 국내 응급처치의 흐름을 파악하고 인체의 구조를 이해할 수 있도록 설정하였다. 제3장에서는 응급상황에서 구조자의 행동요령과 처치방법을 정립하였으며, 제4장은 순환장애로 유발되는 쇼크, 심장마비, 협심증 등을, 제5장은 일상생활에서 활동 중 흔히 발생되는 삐는 것과 뼈가 부러지는 것 등을 알기 쉽도록 서술하였다. 제6, 7, 8장에서는 기도폐쇄와 관련된 것과 중독, 그리고 화상과 동상에 대한 상식들을 기술하였다. 제9장은 구조호흡법과 심폐소생술에 대하여 도해와 함께 알기 쉽도록 기술되어 있다. 제10장은 상처로 인한 붕대의 사용법에 대하여 설명하였으며, 제11장은 부상자에 대한 이동에 있어서 사용되는 기법들에 대하여 수록하여 실생활에서 유효적절하게 대응이 가능하도록 기술하였다.

"NEW 응급처치"의 집필 막바지에 마음 한편의 뿌듯함이 또 한편에서는 무언가의 허전함이 마음의 무게가 더하여진다. 이는 저자들의 더 깊은 욕망을 충족시키기에 부족함의 표현으로서 앞으로 보다 깊은 연구 활동에 전념하라는 무언의 충고로 마음깊이 새길 것을 이 자리를 빌어 맹세하여 봅니다. 집필에 있어서 저자들은 내용의 충실성과 독자들이 일상에서 읽어 나가기에 편안함이 더하여 지도록 공동연구실에서 토론에 많은 시간을 할애하였습니다. 이 책은 스포츠를 지도하시는 지도자, 코치, 트레이너, 팀 닥터, 그리고 체육을 전공하는 학생들은 물론 직장에서나 일반인들의 생활저서로 한 부분을 차지할 수 있기를 기대해 봅니다.

마지막으로 이 책이 완성될 수 있도록 많은 시간을 할애하고 노력을 아끼지 않으신 오주환관장님과 교학연구사 사장님, 그리고 직원 여러분께 진심으로 감사드립니다.

2006년 저자

차 례

제 1 장

응급구조와 응급 처치의 역사

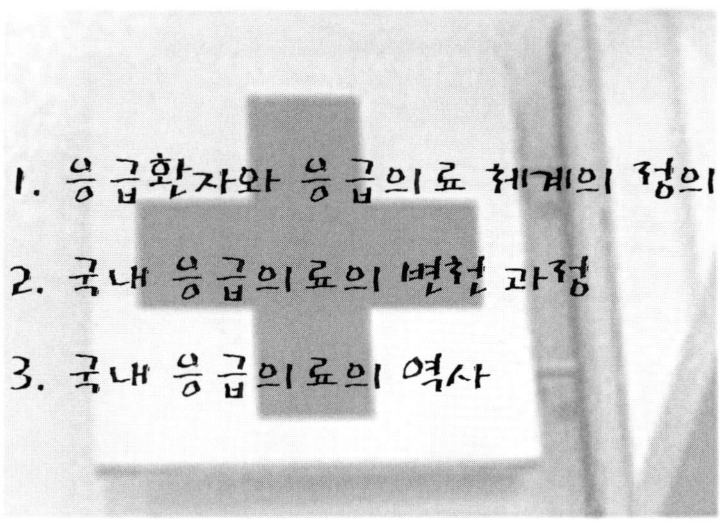

1. 응급환자와 응급의료체계의 정의

우리나라의 응급의료에 관한 법률상 "응급환자"라 함은 질병 · 분만 · 각종 사고 및 재해로 인한 손상 등, 기타 위급상태에서 즉시 필요한 응급처치를 받지 아니하면 생명을 보존할 수 없거나 심신상의 중대한 위해가 초래될 것으로 판단되는 환자를 말한다.

"응급의료체계"란 적정규모의 지역에서 응급상황 발생시 효과적이고 신속하게 의료를 제공하기 위해서 인력 · 시설 · 장비를 배치하는 조직체계를 말한다.

즉, 응급환자가 발생하였을 때 현장에서 적절한 응급처치를 한 후 신속하고 안전하게 병원으로 이송하여 응급의료진이 의료기술과 장비를 집중하여 환자를 치료하도록 도와주는 체제를 말한다. 따라서 짧은 시간내에 최상의 응급치료가 시행될 수 있도록 여러 부서의 협력이 필요하다.

처음으로 신고를 접수하는 전화상담원으로부터 응급구조사, 의사, 간호사, 응급의료체계, 관계 기관의 복합된 노력이 필요하다.

2. 국내 응급의료의 변천과정

1979년 야간 응급환자 신고센터 운영(대학의학협회 주관)

1982년 서울시 119구조대 운영

1982년 야간 구급환자 신고센터 운영지침
(내무부와 보건사회부 주관)

1987년 응급의료체계의 구축 가시화(대통령 공약사업)

1990년 응급실 운영지침(보건사회부 주관)

1991년 응급의료관리 규칙(보건사회부령)
응급정보센터 추진 및 응급의료기관 지정(보건사회부 주관)

1993년 응급의료에 관한 법률 마련

1995년 응급구조사 양성 시작

1996년 응급의학 전문의 제도 인가

1997년 응급의료에 관한 법률 개정

2000년 응급의료에 관한 법률 재개정

(응급환자의 정의 규정, 응급환자의 권익 보호를 위한규정, 응급 의료기관의 재분류, 응급의료위원회의 운영,권역 응급의료센터 및 전문응급의료센터 신설)

3. 국내 응급의료 역사

대부분의 선진국에서와 같이 국내의 응급의료체계도 국민의 의 · 식 · 주가 어느 정도 해결되면서 시작되었으나, 선진외국에 비해서 십수년간이나 늦게 시작되었다.

1979년 대한의학협회가 주관하여 서울 시내의 병원과 의원을 분류하고 당직의사 개념으로 '야간응급환자 신고센터' 를 정하여 운영한 것이 응급의료체계의 첫 시작으로 볼 수 있다.

1982년에는 서울시 중심으로 10여개의 소방서에서 119 구급대를 운영하기 시작하면서 공공기관에 의한 응급의료체계가 시작되었다.

119구급대는 최근까지 국가에서 제공하는 거의 유일한 응급의료서비스로서 다른 나라와 마찬가지로 소방에 필요한 인력과 구급차를 우선 활용함으로써 시작될 수 있었다.

'119구급의료' 업무는 의료적인 측면에서 시작되었다.

선진국 소방관의 역할을 연구하는 단체들의 건의 등이 발단이 되어 1982년 구급지정 의료기관을 지정하는 등의 내용을 중심으로 제의된 '야간 구급환자 신고센터 운영지침' 이 내무부와 보건사회부(현 보건복지부)의 공동훈령으로 사달되었다. 이에 따라 야간 구급지정 의료기관은 시 · 군 · 구의 의사회에서 지정하여 야간에 순번제로 진료하는 방법으로 운영되었다.

경제의 발전으로 생활양상과 질병구조의 변화에 따라서 응급환자가 급증하였으나, 일반국민들 뿐만 아니라 의료인이나 의료단체는 응급의료가 전무한 현실에 상당한 불만을 피력하였다.

1978년 이후 국가적으로 급속히 증가하고, 종합병원으로 환자가 집중되는 현상이 심화되어 병원을 이용하는 것이 불편해지기 시작하였다.

대형병원의 입원실 부족현상으로 위급한 응급환자들이 입원실을 구하기 어려웠으며, 비현실적인 의료비를 이유로 의료단체는 응급환자에 대하여 소극적인 자세를 취하였다.

이러한 의료계의 소극적 태도로 인하여 응급환자에 대한 진료거부 사건들이 발생하여 '1992년 구정 연휴사고' '대구시의 응급환자 사망사고' 등이 발생하였다. 이러한 사건은 환자들에게는 물론 의료진에게도 응급의료체계의 운영에 관한 면에서 불만을 야기하게 되었다.

일본에서도 우리와 유사한 사건들이 1970년대에 발생하였을 때 해당 관청이 조사를 한 결과 조사대상자 1,972명 중 2.5%가 응급진료과정에서 진료가 거부되는 경험을 하였고, 중증의 환자일수록 심하였다. 그 후 일본은 응급의료 인력의 부족과 응급의료의 전문성 부족을 해결하기 위하여 노력한 결과, 오늘날과 같이 효율적인 응급의료체계를 마련할 수 있었다.

응급환자의 특징은 다양한 계층의 사람들에게서 다양한 사고 및 질환이 갑자기 발생한다는 것이다. 이러한 응급의료의 특징에 의하여 응급구조사나 응급실의 의료진은 각종 폭력사고와 의료사고에 노출되어 있다.

즉, 응급의료에서는 일반적인 의료와 같이 환자나 의사간에 적절한 계약관계가 이루어지지 않는다. 응급상황이 발생하면 응급환자나 보호자는 판단력이 저하되며 감정이 격해질 수 있다. 보호자나 환자의 치료에 대한 동의여부를 확인할 수 없는 경우도 있다. 현실적으로 의료진이 소신껏 진료에 임할 수 없는데도 불구하고 이에 대한 책임이 의료인에게 돌아오는 경우도 빈번했다.

결국 간호사나 의사가 응급실 근무를 기피하게 됨으로서 응급의료의 환경이 열악한 상황에서도 산업의 고도성장을 거듭하면서 차량이 급증하였고, 교통사고 발생수와 사상자는 해마다 증가하였다.

교통사고 환자는 손상이 한 군데만 발생하는 것이 아니라 동시에 여러 곳에 손상이 발생하고 위급한 경우가 많다. 또한 질병구조의 변화로 1시간 이내에 적절한 응급처치를 받지 않으면 치명적이거나 심각한 후유증을 남기는 심근경색증, 뇌혈관 질환 등의 성인병이 증가하고 있다.

그러나 현재의 의료현실은 외래로 내원하는 비교적 경증의 환자는 경험이 많은 전문의사가 진료를 하고 응급실로 내원하는 중증환자는 경험이 적은 전공의사들이 초기진료를 담당하는 기이한 현상에 벌어지고 있다.

응급질환들은 현장에서의 처치와 이송 중의 처치가 매우 중요하지만 병원 도착 전의 응급처치는 초기단계에 있다.

1989년은 우리나라의 응급의료에 있어서 중요한 한 해였다.

'대한응급의학회' 가 창립되고 일부 대학병원에서 응급의료를 제공하기 위하여 응급의학과를 신설하여 전문의 수련과정을 도입하였다. 또한 대한의학협회 주최의 '교통사고 예방 및 대책을 위한 워크샵' 이 열렸고, 보건사회부(현 보건복지부)에서는 응급의료체계를 구축하기 위한 조사연구를 시행하였다.

당시에는 응급환자에 대한 기본적인 자료도 수집되어 있지 않은 상태였으므로 이것이 응급환자에 대한 전국적인 자료로는 처음이었다.

1990년 응급의료체계 구축에 관한 대통령 담화를 계기로 정부가 주도하여 응급의료체계를 구축하기 위한 준비가 시작되었다.

1991년에는 '응급의료관리규칙(보사부령)' 이 공포되어 응급센터와 응급의료지정병원이 선정되었고 응급차량의 기준이 마련되었다. 또한 129응급정보센터(현재의 1339 응급의료정보센터)를 전국 11개 市에 설치하고 이를 기반으로 88개의 응급의료센터를 연결하는 무선통신망을 구축하였다. 그러나 응급정보센터만 마련되어 통신망의 기능은 불완전하게 구축되고, 응급출동을 요청받고도 출동할 응급차량과 응급구조사가 없으므로 기능적인 면에서는 효율적인 역할을 할 수 없었다. 이러한 문제점을 보완하기 위한 '응급구조사 수습기준(안)' 이 마련하였다.

계속적으로 1993년에 '응급의료에 관한 법률' 이 제정되었고, 1994년에는 법률의 시행규칙(안)이 제정되어 법적인 절차는 거의 마무리 되었다.

또한 1995년부터 2년제 대학(구 전문대학)에서는 1급 응급구조사를 양성하기 위한 "응급구조학과"가 개설되고 소방학교에서 2급 응급구조사를 양성하게 되어 현장에서 활동할 응급구조사의 배출이 가능하게 되었다. 현재의 응급의료체계와 관련된 부서는 119구급대, 1339정보센터, 응급구조단 등이 현장에서 활동하고 있다.

119소방지령실은 행정자치부에서 운영하고, 1339정보센터는 정부의 지원으로 각 권역 응급의료센터병원에서 운영하고 있으며, 각 정보센터는 별도의 응급환자의 신고를 받고 있다.

무선으로는 UHF파와 VHF파를 확보하고 있으나 신고전화가 유료이고, 신고전화의 광역화가 이루어지지 않아서 해당지역 외에서는 지역번호를 눌러야 하는 불편함이 있고, 지령용 무선이 부족하여 활용성이 미진한 상황이다.

제 2 장

인체의 구조와 기능

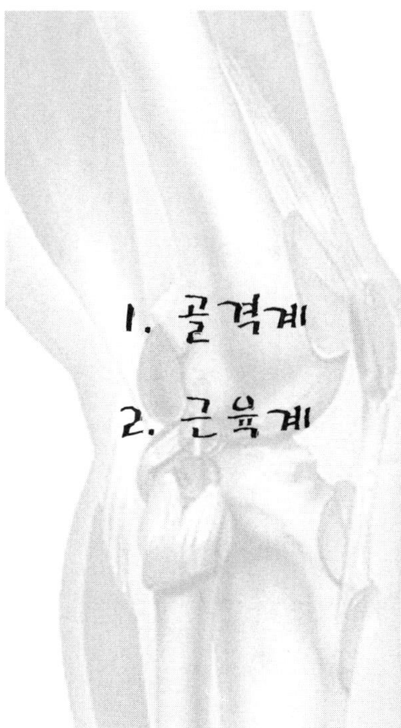

응급처치를 하기 위해서는 인체의 구조와 기능에 대한 기초 지식이 있어야 한다. 인체에 대한 기본지식이 있어야 환자에 대한 올바른 판단과 전문의료인이 도착시에 정확한 소견을 전달할 수가 있다.

이 장에서는 인체의 부위별 용어와 해부학적 설명과 더불어 주요 인체 체계의 구조와 기능을 알아본다.

1. 인체의 체계

1) 골격계(骨格系)

많은 체계와 달리 근골격계는 몸의 모든 부분에 분포되어 있다. 골격은 두개골과 척추, 늑골과 흉골, 어깨와 상지, 골반과 하지로 구성되어 있다. 골격계와 상호작용을 하는 것은 근육, 인대(뼈와 뼈를 연결) 및 건(근육과 뼈의 연결)이다.

근 · 골격계는 다음과 같은 주기능이 있다.

▷ 몸의 형태 유지

▷ 생명에 중요한 내부 장기의 보호

① 두개골(頭蓋骨, skull)

골격을 머리에서 발끝까지 열거한다면 두개골에서부터 시작한다. 두개골은 머리의 기본구조이다. 두개골의 주기능은 뇌를 감싸서 보호하는 기능이다. 두개(頭蓋)는 두개골의 천장 · 뒤, 그리고 양 측면으로 구성되고, 안면은 두개골의 전방을 이룬다.

전방 두개(頭蓋)의 뼈는 안면골에 연결되는데, 안면골은 하악골과 상악골, 협골과 비골이 포함된다.

이러한 뼈들이 안면구조를 이룬다. 몇몇 뼈의 구조는 눈 주위를 감싸는 안와(眼窩)와 볼의 구조를 형성하는 협골궁처럼 여러 개의 뼈로 이루어져 있다.

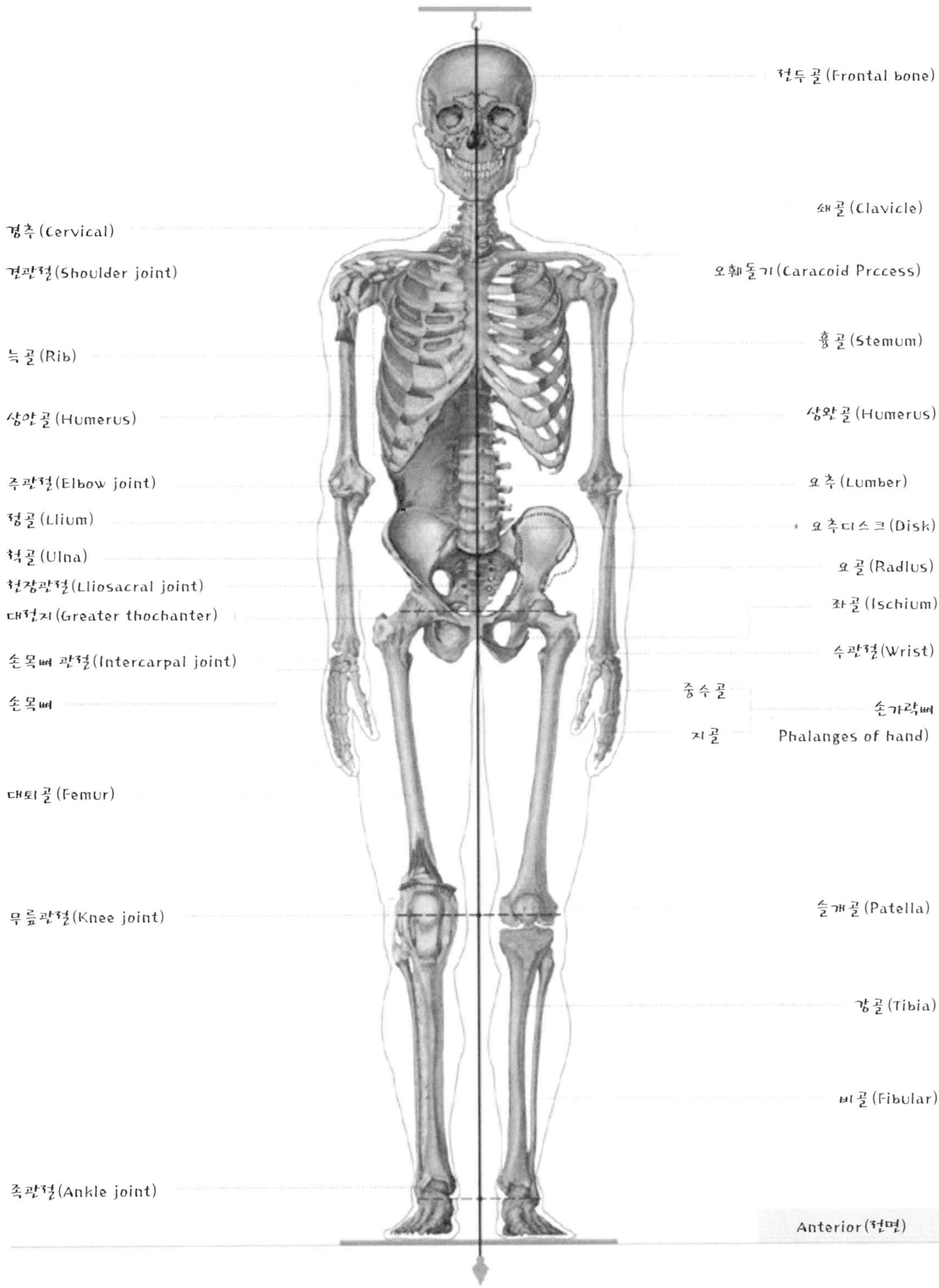
전두골(Frontal bone)
쇄골(Clavicle)
경추(Cervical)
견관절(Shoulder joint)
오훼돌기(Caracoid Prccess)
흉골(Stemum)
늑골(Rib)
상완골(Humerus)
상완골(Humerus)
주관절(Elbow joint)
요추(Lumber)
장골(Llium)
요추디스크(Disk)
척골(Ulna)
요골(Radlus)
천장관절(Lliosacral joint)
좌골(Ischium)
대전자(Greater thochanter)
수관절(Wrist)
손목뼈 관절(Intercarpal joint)
중수골
손목뼈
손가락뼈
지골
Phalanges of hand)
대퇴골(Femur)
무릎관절(Knee joint)
슬개골(Patella)
경골(Tibia)
비골(Fibular)
족관절(Ankle joint)
Anterior(전면)

그림 2-1 전신골격(전면)

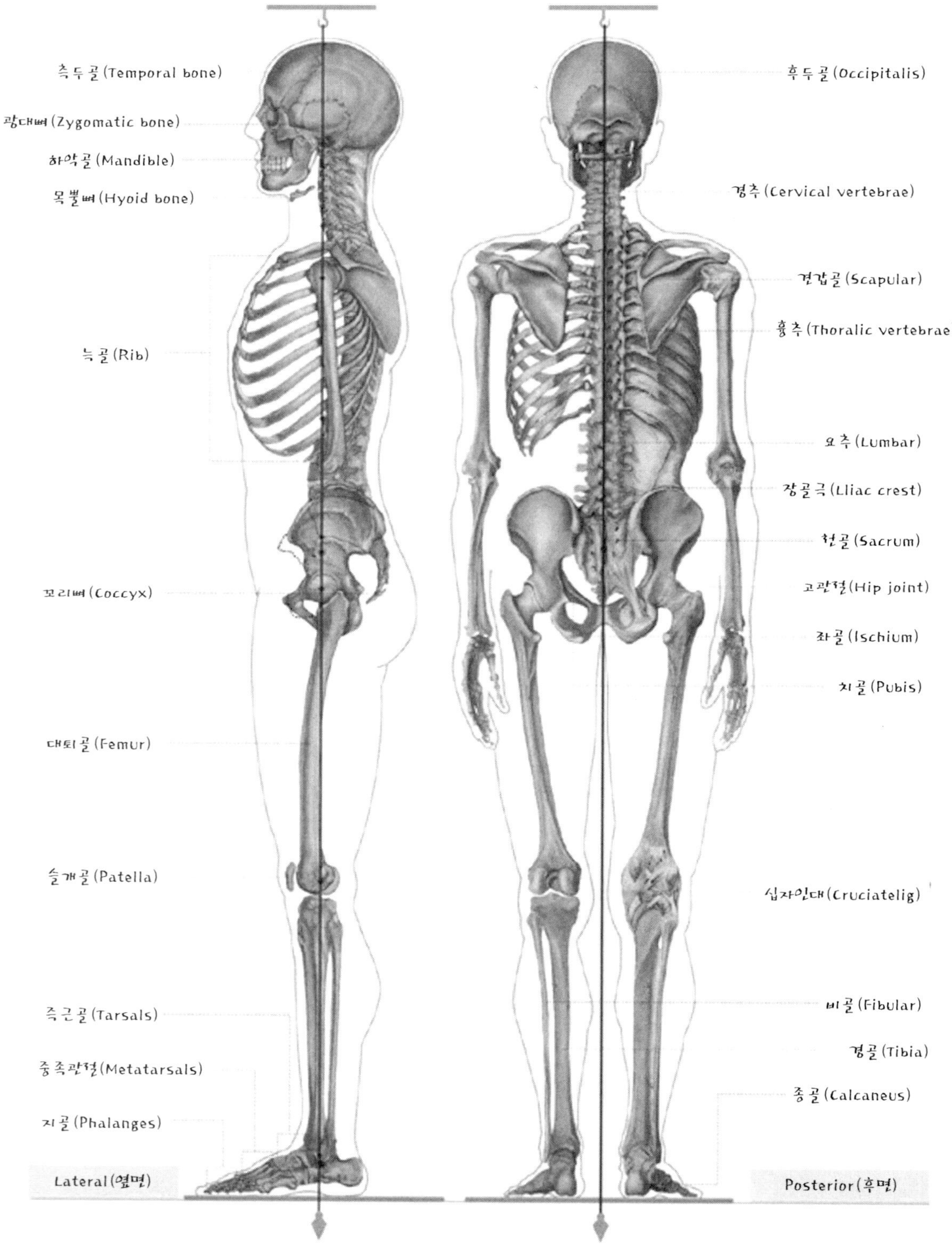

그림 2-2 전신골격(측, 후면)

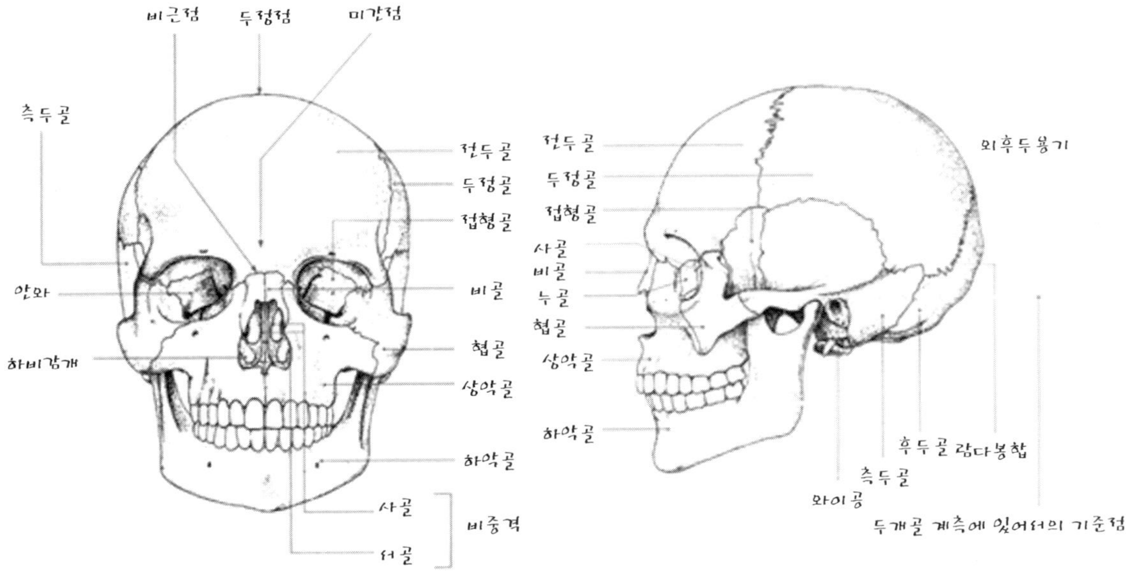

그림 2-3 두개골과 악관절

② 척 추(脊椎, vertebra)

척추는 해부학의 필수 부분이다. 몸의 구조를 이루고 지지를 해줄 뿐만 아니라 척수를 감싸고 보호한다.

척추는 독립된 뼈의 33개로 이루어져 있다. 척추는 도넛과 같이 가운데가 비어 있어서 척수가 통과할 수 있도록 빈공간이 있다. 척추에 부상을 입으면 척수가 손상될 가능성이 있다.

척수는 운동, 감각, 활력기능의 기본이기 때문에 결과적으로 마비되거나 사망할 수도 있다. 인체의 해부학에 따라 척추는 쉽게 손상될 수 있다. 머리는 크고 무거우며, 가는 목에 놓여 있기 때문에 교통사고시 머리를 세차게 앞뒤로 움직이거나 또는 차의 앞 유리와 같은 물건에 부딪히게 된다.

이것이 경추가 잘 다치는 이유이다. 목의 척수에서 횡경막과 늑간근과 같은 호흡근육을 통제하기 때문에 그 부분의 척수가 손상되면 치명적일 수 있다.요추도 역시 다른 골격에 의해서 지지를 받지 않기 때문에 다치기 쉽다.

늑골이 붙어 있는 흉추나 골반으로 지탱되는 천골이나 미골은 부상을 덜 입게 된다.

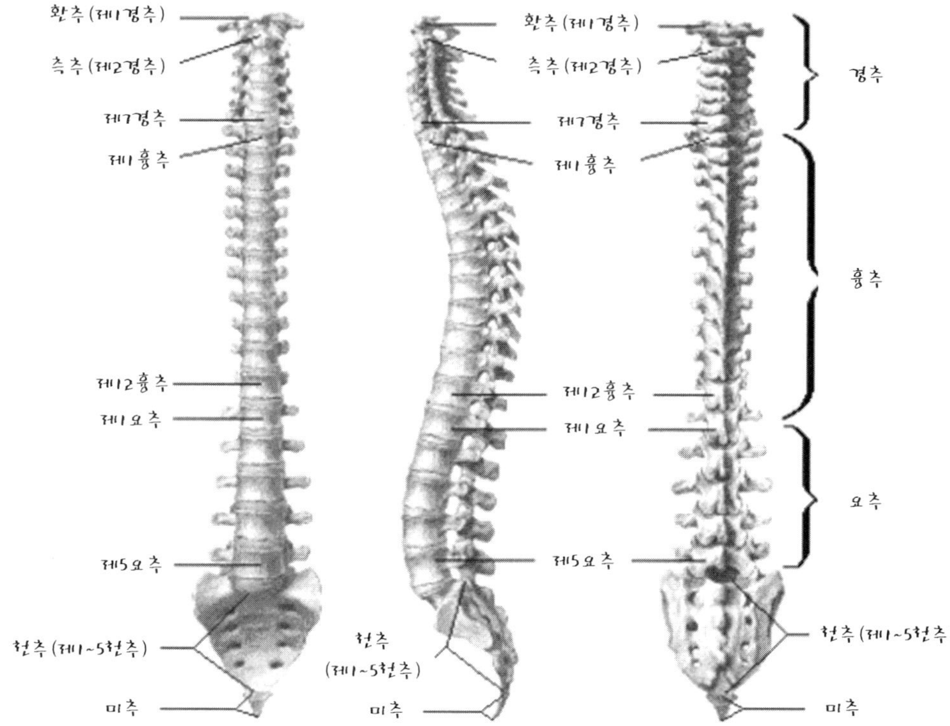

그림 2-4 척추와 만곡

③ 흉 곽(胸廓, thorax)

흉곽은 가슴을 말한다. 흉강이라고 불리는 내강을 형성한다. 이 흉강에는 심장, 폐 등 주요 혈관들이 포함된다.

흉곽의 중요한 기능은 이 생명유지에 필요한 장기를 보호하는 것이다. 흉곽은 12개의 흉추에 붙어있는 12쌍의 늑골에 의해서 이루어진다.

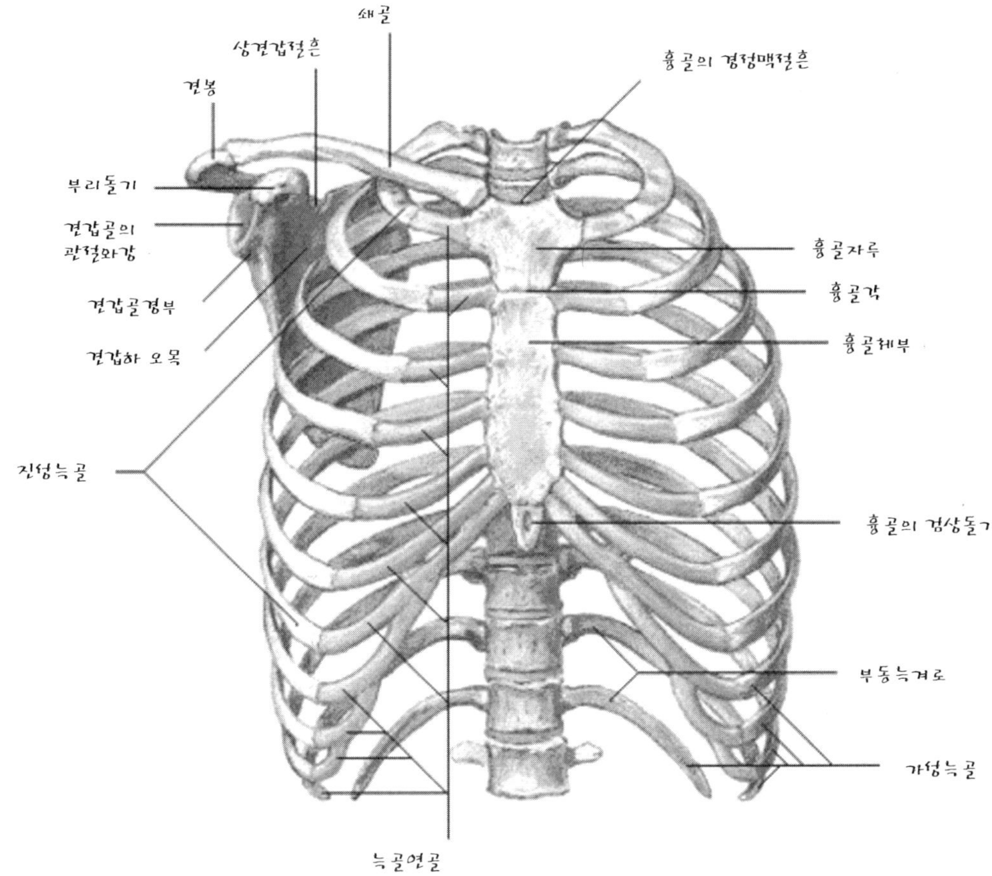

그림 2-5 흉곽

④ 골 반(骨盤, Pelvis)

엉덩이는 실제로는 대퇴골과 골반이 만나는 관절이지만, 골반을 흔히 엉덩이라고 부른다. 골반은 함께 3개의 뼈가 융합되어 이루어져 있다.

장골은 허리 가까이에서 만져질 수 있는 넓은 골성 날개인 장골능을 포함하는 위쪽 뼈이고, 좌골은 골반의 하후부에 있으며, 치골은 앞쪽 치골의 결합으로 형성된다. 골반은 뒤쪽에서 척추와 연결된다.

고관절은 관골구(엉덩이 관절의 소켓)와 대퇴골 근위부(골두)의 볼로 구성된다.

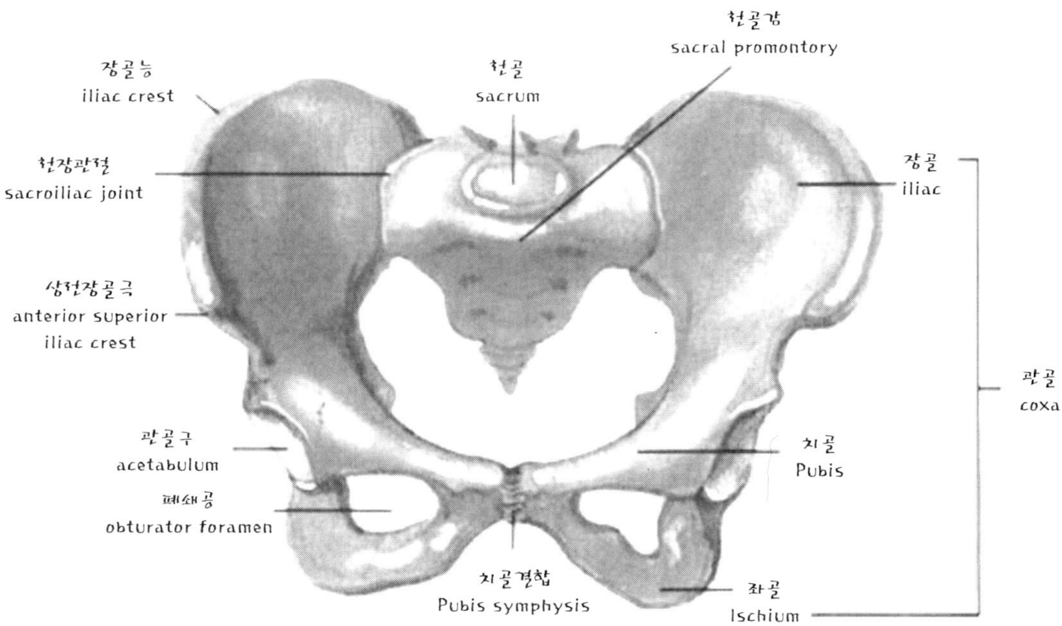

그림 2-6 골반

⑤ 하 지(下肢, Lower limb)

골반과 고관절은 하지의 일부분으로 통상 분류한다.

엉덩이에서 아래쪽으로 움직이는 커다란 넓적다리뼈는 대퇴골이다. 다리 아래로 내려가면 슬개골(무릎관절 앞쪽 무릎덮개를 이룬다)이 슬관절의 앞쪽에 위치한다.

무릎은 위쪽으로 대퇴골과 아래쪽으로는 경골과 비골로 연결되어 있다. 경골은 중앙에 위치하는 하지의 커다란 뼈로, 일명 정강이뼈라고 한다.

비골은 외측부에 위치하며, 하지에서는 경골보다 작은 뼈이다.

발목은 발과 경골, 비골을 연결한다. 2가지 특이한 구조물인 외과 (비골의 원위부 끝)와 내과(경골의 원위부 끝)이 있다.

그것들은 내측과 외측에서 볼 수 있는 융기이다.

발목은 족근골로 구성되어 있다. 발 뼈는 중족골이라고 불리고, 발뒤꿈치 뼈를 종골이라고 한다. 발가락뼈를 지골이라 한다.

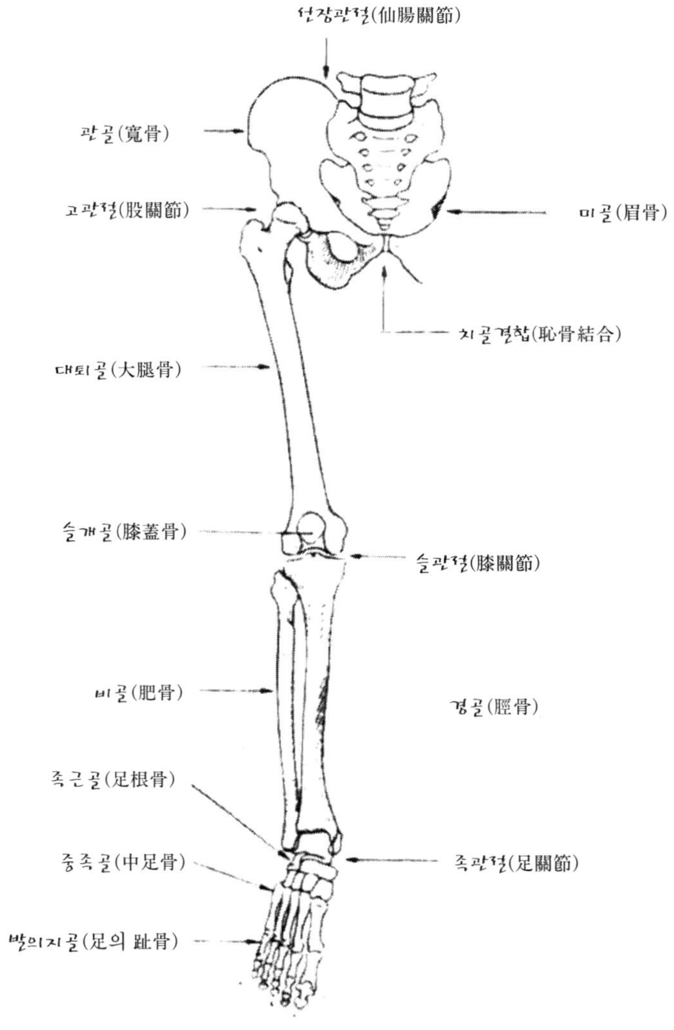

그림 2-7 하지

⑥ 상 지(上肢, Upper limb)

각각의 어깨는 쇄골, 견갑골, 근위 상완골 같은 몇 개의 뼈로 이루어져 있다. 빗장뼈라고도 하는 쇄골은 전방에 위치하고, 견갑골은 후방에 위치한 어깨죽지뼈이다. 견갑골의 견봉은 어깨에서 가장 위에 있는 부분이다. 어깨의 부상이 빈번한 곳이다.

상완과 전완은 팔꿈치와 연결되는 3개의 뼈로 이루어져 있다.

어깨와 팔꿈치 사이의 뼈를 상완골이라 한다.

요골과 척골이 팔꿈치와 손 사이에 위치한다.

요골은 전완에서 외측에 위치하며 엄지손가락과 일직선을 이룬다.(요골맥박은 요골위에서 측정된다)

척골은 내측 전완부의 뼈이다.

손목은 수근골이라는 몇 개의 뼈로 이루어져 있다.

손뼈는 중수골이다. 발가락 뼈처럼 손가락뼈도 지골이라 한다.

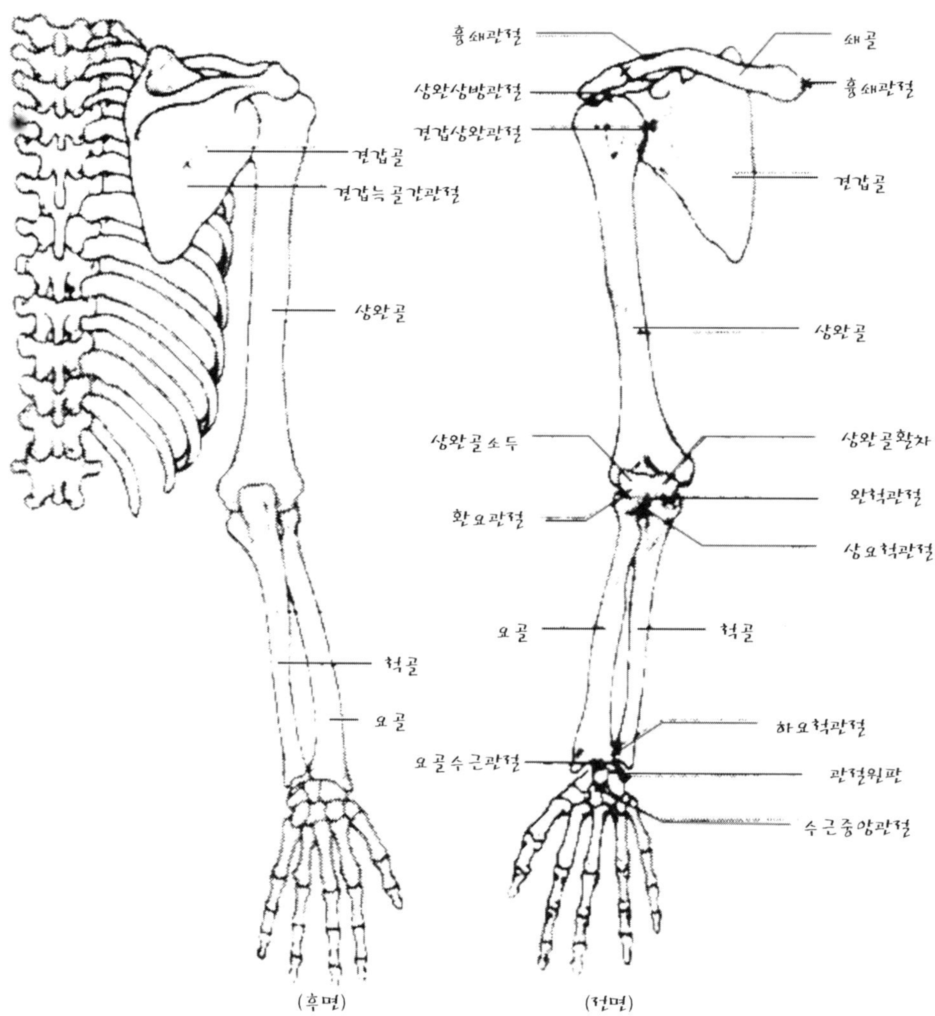

그림 2-8 상지(뼈와 관절)

⑦ 관 절(關節, joint)

관절은 뼈와 뼈를 연결하는 곳이다. 관절에는 구상관절이나 접번관절을 비롯해서 여러가지 형태의 관절이 있다.

엉덩이는 구상관절의 대표적인 예이다. 이 관절은 대퇴골의 골두가 골반의 둥그런 소켓속에서 회전한다.

팔꿈치는 상완골과 척골(인대에 의해서 연결됨)의 사이 모서리가 이름에서 암시하는 것과 같이 구부려지고 펴지는 접번관절의 예이다.

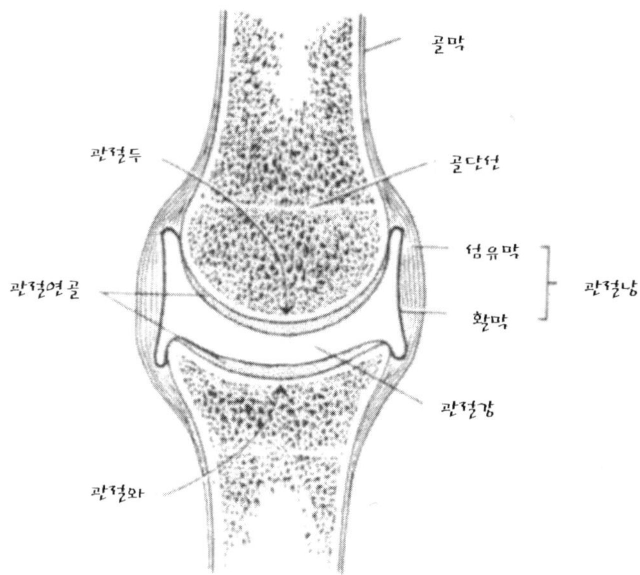

그림 2-9 관절의 구조

2) 근육계(筋肉系)

골격근과 같이 근육은 몸을 보호하고, 형태를 유지하고, 그리고 운동을 하도록 한다. 근육은 수의근, 불수의근, 심장근의 3가지 형태가 있다.

수의근 또는 골격근은 뇌의 신경계에 대한 의식적 통제 아래 있다. 수의근은 뼈에 부착되어 몸의 주요한 근육덩어리를 형성하고 움직임을 관장한다. 또한 별도로 자율적 의지에 따라서 수축할 수 있다. 불수의근 또는 평활근은 위장관계,

폐, 혈관 및 비뇨기계에서 볼 수 있고, 이들 구조를 통해서 물질의 흐름을 제어한다. 불수의근은 뇌의 지시를 받아 자동적으로 반응한다.

그러나 수의근이 하는 것처럼 불수의근의 통제하에 있는 숨쉬기 기능이나 음식을 소화시키거나 다른 기능을 수행하기 위해 의식적으로 생략하에서 생각에 따라 이 근육을 사용할 수 없다.

실제로 우리는 불수의근을 직접 통제할 수 없다.

불수의근은 장력, 열 및 한냉과 같은 자극에 반응한다.

심장근은 심장에만 있는 것으로 불수의근의 특수한 형태이다.

심장근은 산소공급 감소에 극히 예민하고 아주 짧은 시간 혈액 차단에 견딜 수 있다. 심장근은 관상동맥계를 통해서 스스로 혈액공급을 하고 있다.

심장은 또한 자동성이라 불리는 특성을 갖고 있다. 이것은 심장이 스스로 전기적 충돌을 일으키고 전도하는 능력을 갖고 있음을 의미한다. 심박동은 전기적 충동으로 통제된다.

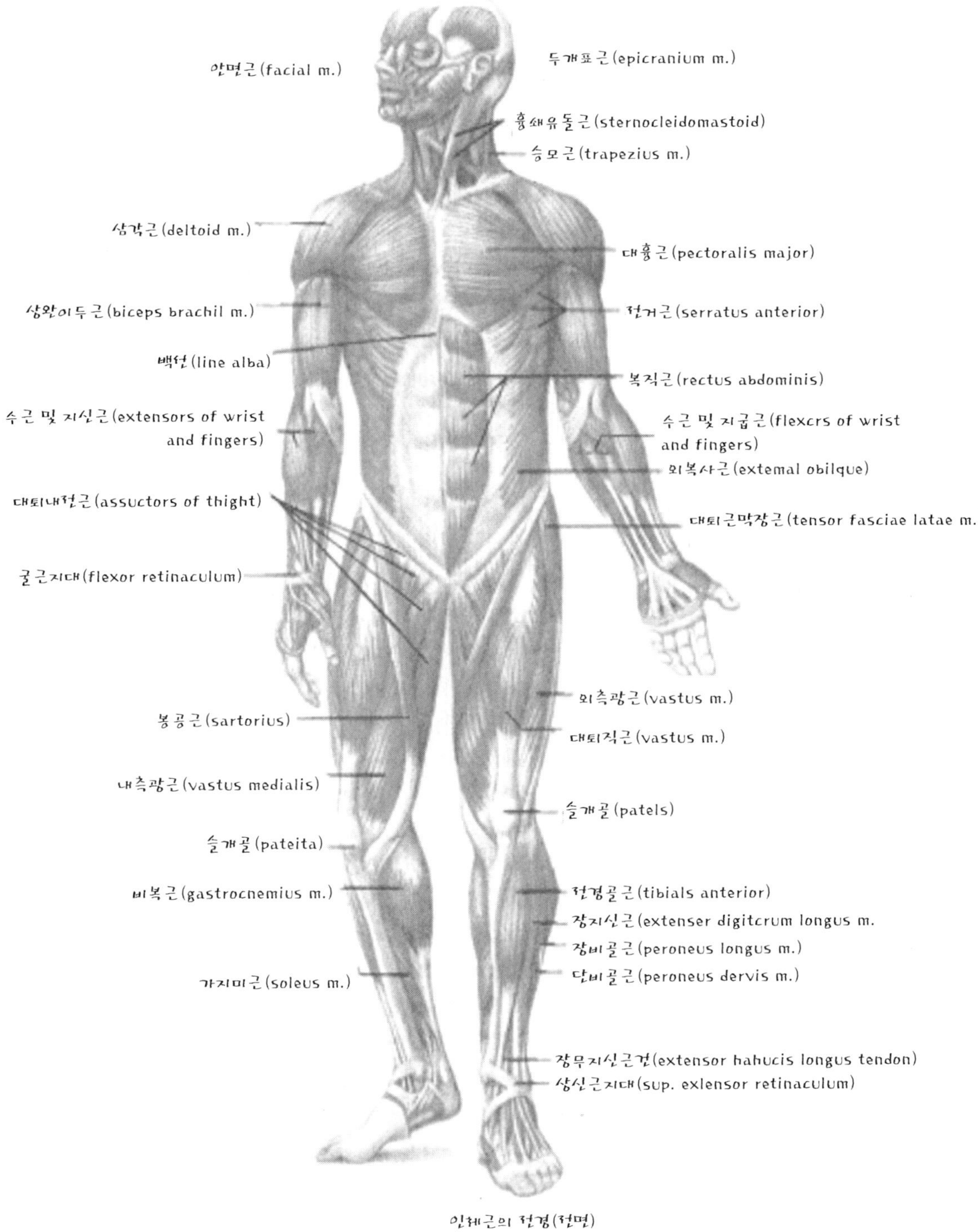
안면근(facial m.)
두개표근(epicranium m.)
흉쇄유돌근(sternocleidomastoid)
승모근(trapezius m.)
삼각근(deltoid m.)
대흉근(pectoralis major)
상완이두근(biceps brachil m.)
전거근(serratus anterior)
백선(line alba)
복직근(rectus abdominis)
수근 및 지신근(extensors of wrist and fingers)
수근 및 지굽근(flexcrs of wrist and fingers)
외복사근(extemal obilque)
대퇴내전근(assuctors of thight)
대퇴근막장근(tensor fasciae latae m.)
굴근지대(flexor retinaculum)
외측광근(vastus m.)
봉공근(sartorius)
대퇴직근(vastus m.)
내측광근(vastus medialis)
슬개골(patels)
슬개골(pateita)
비복근(gastrocnemius m.)
전경골근(tibials anterior)
장지신근(extenser digitcrum longus m.
장비골근(peroneus longus m.)
단비골근(peroneus dervis m.)
가자미근(soleus m.)
장무지신근건(extensor hahucis longus tendon)
상신근지대(sup. exlensor retinaculum)
인체근의 전경(전면)

그림 2-10 근육도(전면)

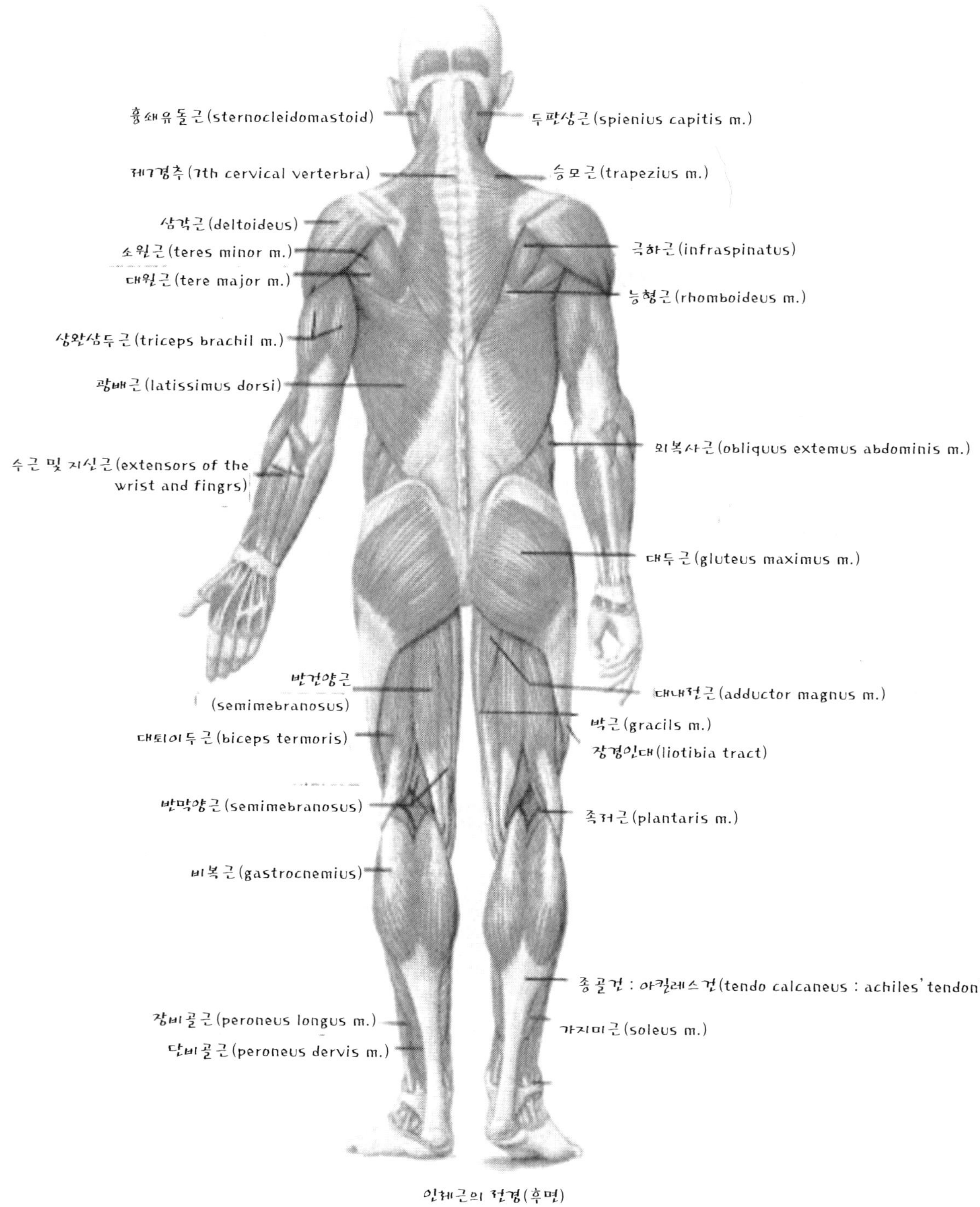
흉쇄유돌근(sternocleidomastoid)
두판상근(spienius capitis m.)
제7경추(7th cervical verterbra)
승모근(trapezius m.)
삼각근(deltoideus)
소원근(teres minor m.)
극하근(infraspinatus)
대원근(tere major m.)
능형근(rhomboideus m.)
상완삼두근(triceps brachil m.)
광배근(latissimus dorsi)
외복사근(obliquus extemus abdominis m.)
수근 및 지신근(extensors of the wrist and fingrs)
대두근(gluteus maximus m.)
반건양근 (semimebranosus)
대내전근(adductor magnus m.)
박근(gracils m.)
대퇴이두근(biceps termoris)
장경인대(liotibia tract)
반막양근(semimebranosus)
족저근(plantaris m.)
비복근(gastrocnemius)
종골건 : 아킬레스건(tendo calcaneus : achiles' tendon)
장비골근(peroneus longus m.)
가자미근(soleus m.)
단비골근(peroneus dervis m.)
인체근의 전경(후면)

그림 2-11 근육도(후면)

제 3 장

응급처치의 원리

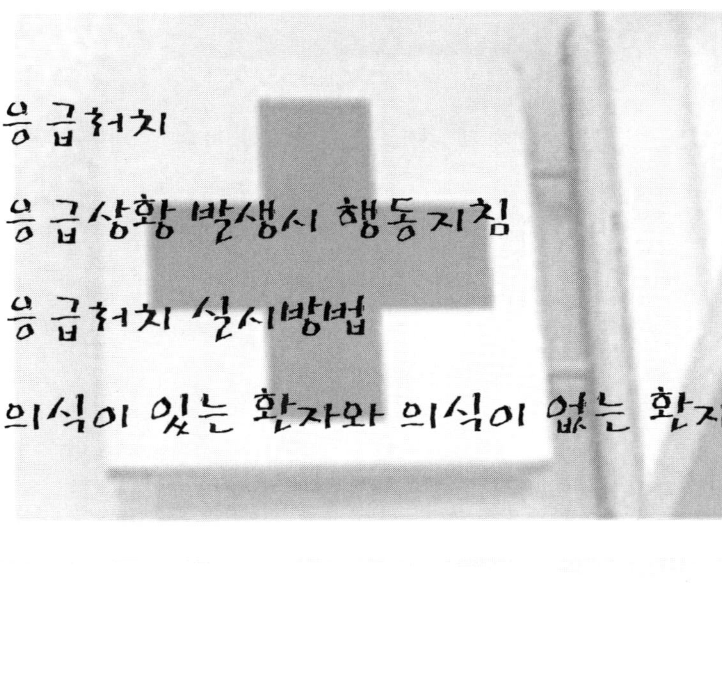

1. 응급처치
2. 응급상황 발생시 행동지침
3. 응급처치 실시방법
4. 의식이 있는 환자와 의식이 없는 환자

1. 응급처치(應急處置)

1) 응급처치의 정의

응급처치란 환자 및 부상자에게 어떤 손상이나 질병이 생겼을 때, 구급차나 전문 의료진이 도착하기 전에 처음 도움을 주거나 처치하는 것을 말한다.

2) 목 표

응급처치의 목표는 사람의 생명을 보존하고 현상을 유지하여 부작용을 억제하고 회복을 돕는 것이다.

3) 특 성

▷ 한계성 : 전문 의료진이 도착하기 전까지만 도움을 준다.

▷ 시한성 : 생명과 관계될 수 있으므로 즉각적이고 신속한조치가 필요하다.

2. 응급 상황 발생시 행동 지침

최초의 응급처치는 환자의 인적사항이나 주변상황이 파악되기 전에 시작해야 하는 경우가 많다. 그러므로 구조자가 현장에 가서 응급조치를 성공적으로 하기 위해서는 사고주변을 안전하게 관리하는 것이 환자의 생명유지와 후유증 방지를 위해 필요한 과정이다.

1) 최초 발견자의 역할

① 상황파악

▷ 침착하고 신속하게 상황을 파악한다.

▷ 환자와 구조자 자신에게 위험이 계속되는지 파악한다.

▷ 구조자 자신이 위험에 처하지 않도록 주의한다.

② 사고현장의 안전관리

▷ 환자를 위험으로부터 보호하거나 피신시킨다.

▷ 최초 구조자가 모든 일을 처리하려는 생각은 금기이다.

③ 환자의 부상을 파악하고 응급처치 시작

▷ 환자가 많으면 각 환자의 부상을 평가하여 조치에 대한우선순위를 결정한다.

▷ 의식이 명료한가?

▷ 의식은 없지만 호흡은 있는가?

▷ 호흡은 없지만 맥박은 있는가?

▷ 맥박도 없는가?

④ 구조 요청을 한다.

최초 구조자는 현장의 안전관리, 구조요청 전화, 초기 응 급처치 등 많은 일을 해야 한다. 그러므로 주변 사람들 에게 도움을 요청 하여 효과적인 구조가 되도록 한다.

☞ 전문구조대(119)에 요청했는지?, 구조대가 출발했는지? 를빨리 확인한다.

응급 처치의 최초 단계 과정

상황파악 → 안전유지 → 응급처치 → 구조 요청

2) 구조 요청

① 전화 신고 요령

▷ 신고자의 현재 전화번호

▷ 정확한 사고 위치 및 주변도로의 이름과 주변의 큰 건물 등

▷ 사고 종류와 심각성 등

▷ 부상자의 숫자, 성별, 예측되는 연령 등 기타 목격된상황 등

▷ 주변 환경에 따라 예측되는 위험성 등

3. 응급처치 실시 방법

처음 응급처치를 시작할 때는 항상 순서를 생각하고 원칙에 맞게 실시하여야 한다.

1) 진단과 처치

응급처치를 시작하는 경우는 대부분이 더 이상의 위험이 없는 상태이어야 한다. 환자가 경상이고 의식이 있는 환자일지라도 항상 환자를 접할 때는 환자가 사고의 심리적 충격을 가지고 있으므로 환자에 대한 세밀한 관찰과 환자의 문제 발견 및 적절하고 순서에 맞는 처치를 어떻게 할 것인가 항상 생각해야 한다.

2) 응급구조사가 반드시 해야 하는 사항

① 환자의 생존을 위한 조치

▷ 환자의 안전을 우선 생각한다.

▷ 심폐소생술의 초기단계를 실시한다.

▷ 많은 출혈이 있으면, 가장 먼저 지혈한다.

② 현재 환자의 상태를 정확히 판단한다.

▷ 자세한 검사를 하여 질병 및 부상에 대한 정확한 진단을 한다.

▷ 치료 우선순위에 입각하여 객관적으로 보이는 부상 치료를 시작한다.

▷ 우선순위에 따라서 다발성 손상치료를 시작한다.

초기에 진단이 안 된 다른 손상이나 질병이 있을 수있다는 가능성을 항상 생각한다.

③ 환자의 부상을 경감시키는 조치를 취한다.

▷ 환자의 불안, 고통 등을 감소시킨다.

▷ 적절한 의학적 조치를 실시한다.

4. 의식이 있는 환자와 없는 환자

1) 의식이 있는 환자

만약 환자가 의식이 있다면 무슨 일이 일어났는지 물어보아야 한다.

환자가 말을 할 수 있다면 숨을 쉬고 있는지?, 혈액순환이 되는지?, 기침을 하는지?, 움직이는지? 를 확인을 한다. 또한 다른 위험한 상황과 생명이 위험하게 될지 모르는 상황을 찾아본다.

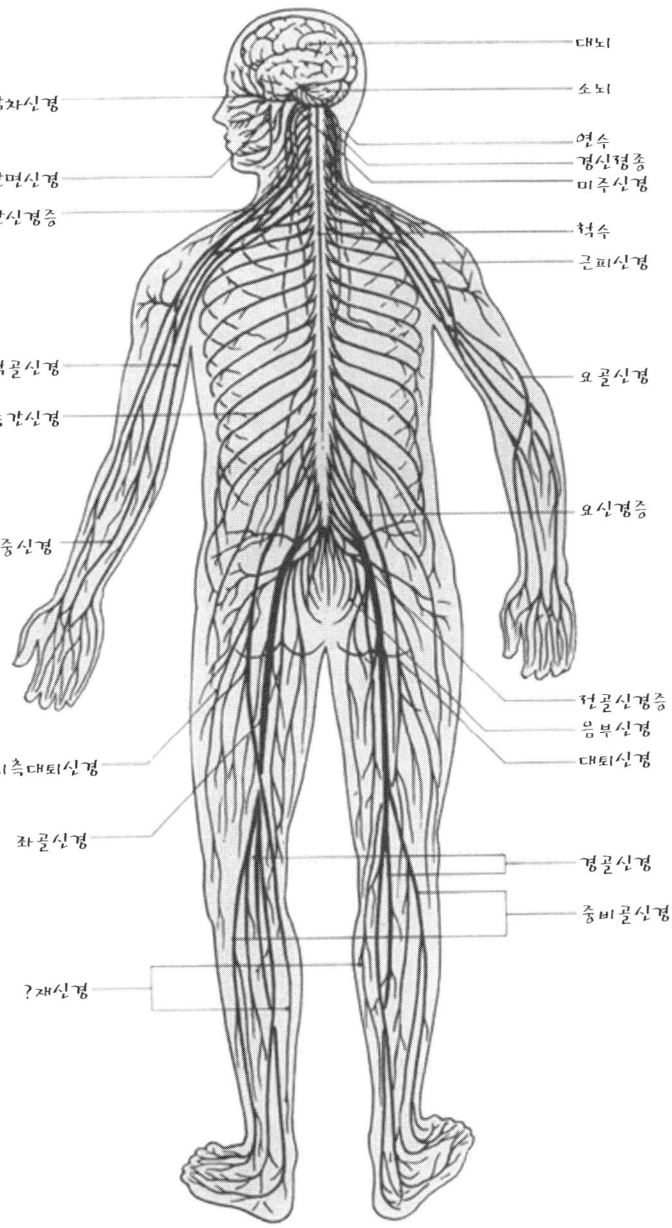

그림 3-1 신경계

이런 확인에는 다음의 3가지 단계가 있다.

1. 환자나 일어난 상황을 본 사람과 대화를 한다.
2. 성인인 경우 머리에서부터 발가락까지 확인한다.
3. 영아와 어린이는 발가락부터 머리까지 확인한다.

이것은 정서적으로 안정적이다.

어린이들의 경우, 부모나 보호자의 무릎에 앉아있는 동안 아이를 확인하는 것이 도움이 될 수도 있다.

주의할 사항은 환자가 움직이지 못하도록 한다. 그리고 구조자 혼자서 환자를 옮기려고 하지 않는다.

머리, 얼굴, 귀, 코, 입을 조사함으로써 환자의 두부상태를 확인한다. 상처나 타박상 등을 찾아본다. 의식상태에 어떤 변화가 있는지 주목하며, 환자가 졸고 있는지? 움직일 수 있는지?를 확인한다. 그리고 환자의 호흡에 어떤 변화가 있는지 주목한다.

건강한 사람은 정상적으로 조용히 그리고 편안하게 숨을 쉰다.

유아와 어린이들은 일반적으로 어른보다 더 빨리 숨을 쉰다. 비정상적으로 숨을 쉰다는 것은 숨을 헐떡거리는 것과 같은 시끄럽게 숨쉬는 것을 포함한다. 예를 들어 신경을 자극하는 소리, 콜록콜록하는 소리, 휘파람 같은 소리, 이상하게 빠르거나 천천히 숨을 쉬는 것 등이다.

피부가 어떻게 보이는지 느낌이 어떤지 주목한다.

피부가 불그스름해지고 창백해지는지 살펴본다. 피부가 이상하게 축축하거나, 건조하거나, 차갑거나, 뜨거운지 확인하기 위해 손등을 이마 위에 올려본다.

피부의 상태는 환자가 부상 등 아픈 단서들을 제공해 준다.

신체를 잘 관찰하며, 상처를 입은 부위에 대해 다시 물어본다.

상처를 입지 않은 신체부위를 옮겨도 되는지 물어본다.

환자에게 어깨를 으쓱으쓱하도록 하여 어깨를 확인한다.

환자에게 숨을 크게 쉬도록 하여 가슴과 복부를 확인한다.

환자가 손가락과 손, 팔을 움직일 수 있는지 환자에게 물어본다.

똑같은 방법으로 엉덩이와 다리 부분도 확인한다.

머리에서 발가락까지 확인하는 동안, 아픈 곳을 만지지 않도록 한다.

상처를 입은 부위를 옮기라고 환자에게 요구하지 않는다.

환자의 얼굴을 보고, 부상을 확인할 때, 고통과 불편함을 호소 하는지 들어본다.

이상한 혹과 변형도 찾아본다. 만약 어떤 신체부위와 팔다리가 이상한지 확신이 서지 않으면 사지와 신체 부분의 반대쪽을 확인한다.

확인하는 것을 마쳤을 때, 만약 환자가 어떤 고통없이 신체를 옮길 수 있다면 그리고 부상에 대한 어떤 신호도 없다면 환자가 앉아서 쉴 수 있도록 한다.

환자가 어느 정도 회복이 되었을 때에는 환자가 일어서도록 도와준다.

2) 의식이 없는 환자

만약 환자 곁에 혼자 있는 경우 가능하면 처치하는 동안에 다른 사람에게 전화하라고 부탁한다. 환자의 생명이 위험한 다른 상황이 있는지 확인해야만 한다. 의식이 없는 환자의 상태를 기도가 열려 숨을 쉬고 있는지? 혈액순환이 정상적으로 되는지? 아니면 심하게 피를 흘리고 있는지? 를 확인해야만 한다.

확인하는 좋은 방법은 다음과 같다.

◈ A, B, C 방법

☞ Airway (기도)

☞ Breathing (호흡)

☞ Circulation (혈액순환)

만약 환자가 숨을 쉬고 있지 않으면 환자의 생명이 위험한 것이다.

의식이 없는 환자가 숨을 쉬고 있는지 확인하기 위해서 환자를 옮기지 말고,

환자의 입과 코 근처에 얼굴을 대어 본다.

약 10초 이내에 숨쉬는 것을 보고, 듣고, 느껴본다.

만약 환자가 숨을 쉬고 있는지 구별되지 않는다면 환자의 얼굴을 위로 향하게 한다. 이런 경우에 환자를 구조자쪽으로 돌리며, 환자를 돌리는 동안 머리, 목 등을 가능한 한 일직선이 된 상태로 한다.

환자의 머리를 비스듬하게 하고 턱을 들어 올린다. 그 다음 10초 이내에 숨을 쉬고 있는지 재확인한다.

만약 환자가 숨을 쉬고 있다면 환자의 심장이 뛰고 있는 것이고 혈액이 순환하고 있는 것이다. 환자가 숨을 쉬지 않는다면 즉시 환자에게 두 번 구조호흡을 해야 한다. 그 다음 구조호흡과 맥박에 반응하여 정상적인 호흡, 기침, 움직임을 포함한 혈액순환을 확인함으로써 환자의 심장이 뛰는지 약 10초 이내에 확인한다.

어른이나 어린이의 맥박을 확인하기 위해 목의 앞쪽에 있는 경동맥을 확인한다.

만약 심장이 뛰고 있다면, 목의 양쪽을 따라 흐르는 큰 혈관 중 하나에서 혈액이 움직이는 것을 느낄 수 있다.

영아의 경우는 어깨와 팔꿈치사이 중간부분에 있는 상박동맥을 찾아 약10초 동안 혈액순환이 되는지 확인한다. 만약 환자가 혈액순환이 되고 있는 것으로 나타났는데, 여전히 숨을 쉬지 않는다면 구조호흡을 한다. 만약 환자가 혈액순환이 되고 있지 않다면 심장이 곧 멈출 수 있다. 이러한 경우에는 응급구조사가 도착할 때까지 환자의 신체에서 혈액이 순환되도록 해야만 한다.

이렇게 하기 위해서 심폐소생술을 해야만 한다.

머리부터 발가락까지 환자의 신체를 바라봄으로써 혈액이 흐르고 있는지 확인한다. 상처로부터 피가 쏟아져 나온다면 심각한 것이다.

출혈은 보이는 것보다 훨씬 더 심각할 수도 있다. 미끈미끈한 표면 위에서 물과 섞인 작은 양의 피는 상당히 많은 양의 피처럼 보인다.

심한 출혈을 인식하기란 쉽지 않다.

이 경우 최상의 판단을 근거로 결정을 내려야만 한다.

만약 출혈이 심하다고 생각한다면 119나 응급의료기관에 즉시 전화한다.

응급처치 최초 Flow

당신 또는 환자가 위험에 처해 있는가?

→ 위험상황을 없앤다. 필요한 경우에만 환자를 옮긴다.

→ 의식 상태를 확인 / 기도를 확보 / 호흡 및 맥박 확인

환자가 의식이 있는가?

→ 손상을 치료한다. 필요하다면 도움을 받는다.

→ 기도를 확보하고 깨끗이 한다.

환자가 호흡을 하는가?

→ 호흡이 거칠은가?

→ 기도를 확보하고 깨끗이 한다.

↓

생명을 위협하는 손상을 치료한다.
환자를 회복 자세로 취하게 한다.
도움을 요청한다.

↓

맥박이 있는가?

구강 대 구강 호흡법 매회 실시한다.
119에 연락하여 구급차를 부른다.
두음을 받을 때까지 계속 구강대 구강 호흡법을 한다.

↓

119에 연락하여 구급차를 부른다.
도움을 받을 때까지 구강 대 구강 호흡법과 흉부 압박법을 실시한다.

◈ 기본 지침 ◈

- 가능하면 신체의 분비액과 접촉하지 않는다.
- 구조호흡을 해야 하는 응급상황에서 구조호흡 기구를 사용한다.
- 환자의 신체분비액과 당신 사이에 깨끗하고 마른 천이나 신체 보호대를 사용한다.
- 일회용 장갑을 사용한다.
- 당신에게 있을 수 있는 베인 상처, 긁힌 상처, 피부질환 등을 보호한다.
- 응급처치 할 때 눈, 코, 입을 만지지 말고, 먹거나 마시지 않는다.
- 피로 더럽혀진 물건을 만지지 않는다.
- 가까이 구급상자를 준비하고, 보호 장비와 물품을 보관한다.
- 환자를 처치한 후 즉시 비누나 물로 손을 씻는다.

제 4 장

순환 장애

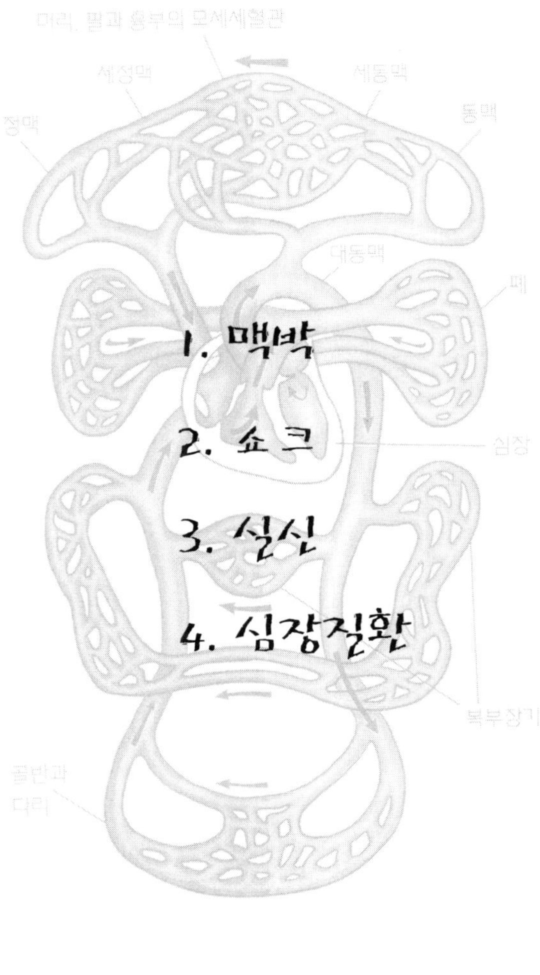

1. 맥박
2. 쇼크
3. 실신
4. 심장질환

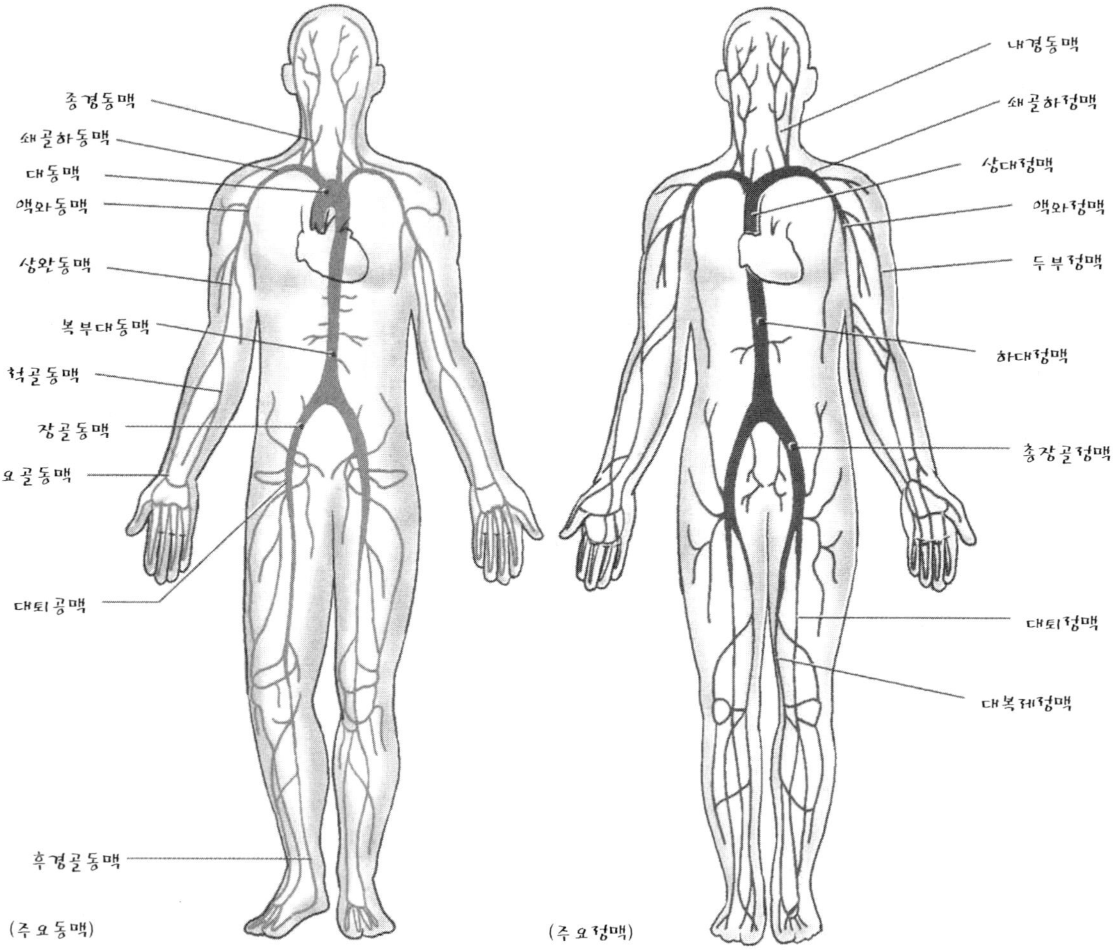

그림 4-1 순환계

심장과 혈관계를 통틀어 순환계 또는 심혈관계라 부르며, 혈류를 통해 전신에 산소와 영양분을 계속해서 공급하는 역할을 한다.

이 순환계는 다음 두 가지 원인에 의해서 장해가 올 수 있다.

> 첫째, 심한 출혈로 순환혈액이 줄어들어서 생명유지에 필수적인 기관인 뇌, 심장, 폐 등에 산소결핍이 올 수 있다.
> 둘째, 노화나 질병으로 순환계 기능의 장해가 올 수 있다.

이번 장에서 언급된 응급구조는 심장과 혈액순환을 좋게 하는데 중점을 두고 있다. 가벼운 사고는 반드시 회복을 시킨다는 전제가 있고, 심한 경우에는 구조자의 역할은 전문구조대가 도착할 때까지 생명을 유지시키는 것이 대단히 중요하다.

■ 구조자가 알아두어야 할 사항

▷ 중요기관에 혈액공급이 잘 되도록 환자의 자세를 취하게한다. 심장병이 있는 환자는 심장에 부담이 가지 않도록조치한다.

▷ 혈액순환과 호흡을 호전시키기 위한 방법을 취한다.

▷ 환자를 편하게 하고 안심시킨다. 공포와 공황은 심장의 부담을 증가 시킨다.

▷ 의사의 도움을 받도록 한다.

1. 맥 박(脈搏, pulse rate)

심장박동으로 생겨서 동맥을 따라 퍼지는 압력파를 의미하며, 동맥이 신체의 표면을 지나는 부위에서는 어디서나 느낄 수 있다. 성인에서는 대개분당 60~80회 박동하며, 소아는 성인보다 맥박수가 빠르다. 매우 건강한성인은 느릴 수도 있다. 맥박수는 운동, 공포, 열, 출혈, 질병에 의해서 증가될 수 있다.

실신, 심장병, 뇌 압박 등에 의해서 맥박수가 느려질 수 있다.

맥박을 감지할 수 있는 곳은 손목(요골동맥)이다.

응급상황에서는 목 혹은 경동맥 맥박이 사용된다. 소아는 상지의 안쪽에 위치한 상완동맥을 찾는다.

요골동맥을 감지하기 위해서 엄지손가락 밑 손목주름 바로 위에 손가락3개를 얹고 가볍게 누른다. 다음 사항을 체크한다.

▷ 속 도(분당회수)

▷ 강 도

▷ 리 듬

2. 쇼 크(shock)

순환계기능은 혈액을 전신으로 보내 산소와 영양분이 조직으로 전달되게 하는 것이다. 그러므로 순환계의 기능에 따라 장애가 생기면 조직에 산소 공급이 불충분해져서 쇼크가 발생하게 된다.

만일 쇼크를 빨리 적절히 치료하지 않는다면 생명유지에 중요한 기관이 기능을 잃게 되고 결국 사망에 이르게 된다.

특히 공포와 통증으로 상황이 악화된다는 것을 알아야한다.

1) 쇼크를 유발하는 원인

첫째, 심장의 펌프기능이 약해져서 순환혈액이 감소될 때 발생한다. 이런 쇼크의 가장 흔한 원인은 심근경색 이다.

둘째, 몸을 순환하는 혈액양이 감소될 때 발생한다.

외출혈 혹은 내출혈 혹은 심한 설사, 구토, 화상 등으로 신체의 수액이 감소될 때가 가장 많은 원인이다.

쇼크가 발생하면 신체 표면의 혈액을 중심부로 보내는 반응이 발생한다.

쇼크의 증상과 징후는 이런 혈액의 재분배와 관련이있다.

2) 증상

▷ 얼굴이 창백해진다.

▷ 식은땀이 나며 현기증을 일으킨다.

▷ 메스꺼움을 느끼며, 구토나 헛구역질을 한다.

▷ 맥박이 약하고 때로는 빠르며, 불규칙하다.

▷ 호흡을 불규칙하게 한다.

▷ 심하면 의식이 없어진다.

▷ 손톱이나 귓밥을 눌렀을 때 색의 회복이 늦다.

3) 처 치

▷ 외부출혈 등, 할 수 있는 쇼크 치료를 시작한다.

▷ 환자의 머리를 아래로 눕힌다.

▷ 환자의 다리를 들고 지지한다. 골절이 의심되면 조심스럽게 한다.

▷ 목, 가슴, 허리에 압박을 주는 꽉 끼는 옷이나, 가죽 띠, 벨트 등을 느슨하게 한다.

▷ 환자를 추위에서 보호한다. 119에 구급차를 요청한다.

▷ 호흡, 맥박, 의식을 자주 확인하고 필요하면, 즉시 소생술을 시작할 수 있는 준비를 한다.

3. 실 신(失神, fainting)

실신은 뇌로 가는 혈류가 일시적으로 감소되어 잠시 의식의 소실이 오는 것이다. 쇼크와는 달리 맥박이 늦어진다.

실신은 통증이나 놀라서 혹은 감정적인 충격, 피로, 음식의 부족 등에 의해서 올 수 있다. 그러나 오랫동안 신체활동이 없었다거나 특히 따뜻한 환경에서 더 흔히 올 수 있다.

신체의 하지에 혈액이 몰려 뇌로 가는 혈류량을 줄일 수 있다.

1) 증 상

▷ 의식 소실이 잠시 있을 수 있다.

환자가 바닥에 쓰러지기도 한다.

▷ 맥박이 느리다.

2) 처 치

▷ 환자를 눕히고 다리를 들어 올려 받쳐준다.

▷ 신선한 공기를 흡입하게 한다. 필요시는 창문을 연다.

▷ 회복되면 안심시키고 환자를 서서히 앉도록 한다.

▷ 실신으로 생긴 상처가 있는지 확인 후 치료한다.

만일 환자의 의식 회복이 되지 않으면 호흡과 맥박을 확인하고 필요시 소생술을 준비한다. 환자를 회복자세로 놓고 구조요청을 한다. 또한, 두 번째로 실신할 것 같으면 머리를 무릎사이에 두고 깊이 천천히 숨을 쉬게 한다.

4. 심장 질환(心臟疾患)

심장은 전기자극에 의해서 평생동안 지속적이고 원활하고 조화로운 방법으로 심근의 박동을 하는 심근으로 구성된 특별한 펌프이다.

심장근육은 혈액공급을 관상동맥이라는 혈관을 통해 받고 있다. 다른 동맥처럼 관상동맥도 좁아지거나 막히는 병변에 매우 약하다. 심한 경우 혹은 전기전달에 이상이 발생하면 심장은 정지된다.

1) 협심증(狭心症, Angina Pectoris)

허혈성 심방질환에 의해 발생하는 1~3분 동안 지속되는 짧은 통증을 흔히 협심증이라고 한다. 심각할 정도의 통증은 아니지만 따끔거린다거나 묵직하게 느껴지는 느낌, 또는 가슴을 쥐어짜는 듯한 아픔을 동반한다. 협심증은 감정적으로 흥분하거나 불편한 심기로 인해 관상동맥이 좁아져 혈액의 흐름이 원활하지 못할 때 심장근육이 산소부족증을 일으키기 때문에 발생하는 것이다.

또한 추운 곳에 노출되거나 과식이 원인이 되어 심장활동이 갑작스럽게 증가한 경우에도 관상동맥에 충분한 혈액이 공급되지 못하면 협심증이 나타난다.

① 증 상

▷ 쥐어짜는 듯한 흉통, 때로는 좌측 팔과 턱으로 방사되는 통증이 있다.

▷ 손에 통증이나 저린 증상이 온다.

▷ 숨이 찬다.

▷ 허탈감에 빠지는데 때로는 갑자기 그리고 아주 심한허탈이 발생하기도 한다.

② 처 치

▷ 환자를 편안하게 앉히고 안심시킨다.

▷ 환자에게 협심증 약이 있으면 복용시킨다.

▷ 휴식을 취하거나 약을 복용하면 대부분 협심증은 통증이 이완된다. 만일 통증이 지속되거나 재발되면 구조요청을 하고 호흡과 맥박을 측정하여 필요하면 소생술을 준비한다.

2) 심근경색증(心筋梗塞症, Myocardial Infarction)

심근경색은 관상동맥이 차단되어 더 이상 혈액을 통과시키지 못할 때 그 혈관에 연결된 심근이 괴사하여 발생한다. 관상동맥의 차단은 동맥경화가 주된 원인이며, 혈전이나 선천성질환 등도 원인이 된다.

심근경색은 가슴에서 발생하는 통증이나 불편한 느낌이 10분 이상 지속되는 증세를 말한다. 이러한 증세가 갑자기 나타나 10~20분동안 지속되는 급성심근경색은 치사율이 높으며, 4~6시간까지 증세가 지속되는 불완전 심근경색은 비교적 치료가 쉽다. 6시간이상 지속되는 완전 심근경색은 심장충격, 심장마비, 부정맥, 정신적 이상 등이 동반될 수 있다.

① 증 상

▷ 지속적이며 눌리는 듯한 통증으로 심장에서 퍼져나가는양상을 보인다. 협심증의 통증과는 달리 안정을 취해도 없어지지 않고 안정시에도 발생한다.

▷ 숨이 차고 마치 소화가 안되는 듯한 상복부의 불편함이생긴다.

▷ 갑자기 실신하거나 어지러운 증세가 나타난다.

▷ 죽을 것 같은 느낌이 든다.

▷ 잿빛 피부와 입술이 파래진다.

▷ 맥박이 빠르고 점점 약해지는 증세가 있다.

② 처 치

▷ 환자를 안정시킨다. 반쯤 앉은 자세로 머리와 어깨를 기대고 무릎을 구부리는 자세가 가장 좋다.

▷ 환자의 의식이 있으면 아스피린 한 알을 주고 천천히 씹도록 한다.

▷ 호흡과 맥박을 계속 관찰하며, 필요하면 즉시 소생술을 시행할 준비를 한다.

3) 심장마비(心臟痲痺)

심장마비는 심장박동이 갑자기 정지하는 것을 말한다.

심근경색이 원인인 경우도 있으나 심한 출혈, 질식, 전기쇼크, 과민성 쇼크, 약물과용, 저체온 등에 의해서 발생하기도 한다.

심장마비는 맥박과 호흡이 없는 것으로 확진된다. 산소공급이 안되면 심근과 뇌가 급작스럽게 파괴되므로, 진단이 되면 신속하게 소생술을 시작하여야 한다.

■ 처 치

▷ 의식이 없는 모든 환자의 호흡과 맥박을 측정한다.

▷ 맥박과 호흡이 모두 없으면 구조요청을 하고 즉시 심폐 소생술을 시작한다.

제 5 장

근 · 골격장애

1. 골격
2. 관절의 구조
3. 근육과 건
4. 염좌
5. 탈구
6. 골절

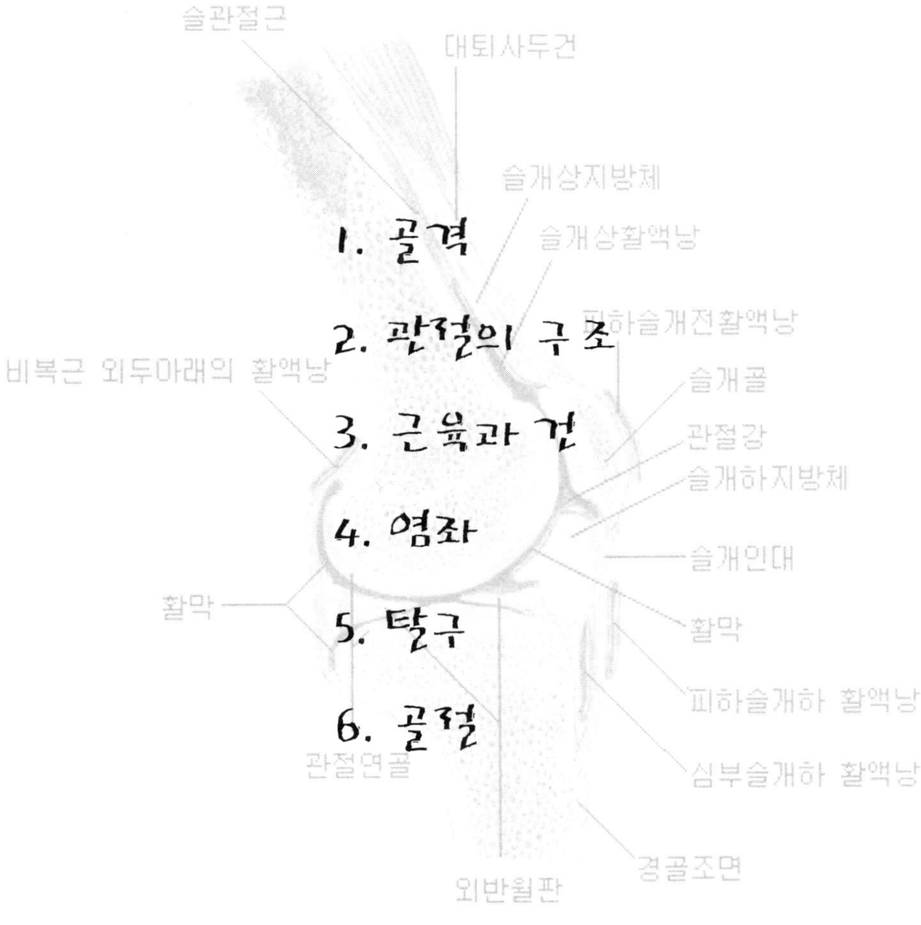

1. 골 격(骨格)

골격은 200여개의 뼈로 이루어져 있다. 골격은 체형을 이루고 균형을 유지하며 중요한 장기를 보호하기 위하여 체강부를 만들며, 근육이 부착되어 신체의 운동이 가능하도록 하는 작용을 한다.

아이들의 뼈는 어른의 뼈만큼 굳지 않아서 손상되었을 때 회복이 빠르다. 뼈속에도 혈관이 있어 골절되었을 때 접골이 가능하게 한다.

1) 머리 부위(頭部, Head)

▷ 두개골은 여덟 개의 뼈로 이루어져 있고, 바가지 모양으로 되어 있어 뇌를 보호한다.

▷ 얼굴은 14개의 뼈가 완전연합으로 이루어져 있으며, 하악골만 단독으로 움직인다.

▷ 얼굴뼈에는 부상시에 안구를 보호할 수 있도록 움푹한 안와부가 있다.

2) 동체부(胴體部, Body)

동체부위는 척추, 흉골, 늑골, 골반으로 이루어져 있다.

척추는 33개의 추골로 구성되어 가굴성을 지니고 있으며, 경추 · 흉추 · 요추 및 골반부로 추골은 모두 비슷한 모양을 하고 있으며, 척추강이 있어 그 속에 척수가 통하고 이것을 보호한다.

위로부터 24개까지의 각 척추는 가굴성이 크다. 척추의 가굴성은 추락할 때 부상을 예방한다.

흉골은 길고 넓적한 뼈로 앞가슴 중앙부에 위치하고 있다.

상단부는 쇄골을 받치고 있고, 좌우 각 7개의 늑골 전단부가 연골로 뼈에 붙어 있다.

늑골은 좌우에 각 12개씩 있으며, 흉부골격의 대부분을 이루고 있다. 각 늑골의 후단부는 척추에 움직일 수 있게 연접되어 있다. 앞에서 보면 위에서부터 7개의 진늑골이 연골에 의하여 각각 바로 위의 늑골에 연접되어 있다. 그리고 맨 아래의 부늑골 2개는 그 전단부가 아무 뼈에도 붙어있지 않다.

골반은 가동성 척추골과 천골과 미골 그리고 그 옆에서 바로 빠져 나온 장골 및 좌골로 되어 있다.

3) 상 지(上肢, extremitas superior)

상지는 쇄골, 견갑골, 상박골, 요골, 척골, 수근골, 중수골 및 지골로 되어 있다. 쇄골은 어깨 양쪽에 S자 모양으로 된 뼈로써 전단부는 흉골에 붙어 있고 후단부는 견관절에서 견갑골에 접하여 어깨를 적당한 자리에 내뻗어 있게 한다.

견갑골은 양쪽에 한 개씩 가슴뒤의 위쪽에 있으며 납작하고 삼각형이다. 견갑골은 견관절을 이루는데 중요하다.

어깨로부터 주관절까지 상박골은 양쪽에 한개씩 있어 상박을 이루고 요골과 척골로써 전박을 이룬다. 수근골은 8개로써 손목을 만든다. 수근골 다음에 5개의 중수골이 있고, 엄지손가락에 2개 그 밖에 손가락에 각각 3개씩 모두 14개의 지골이 있다.

4) 하 지(下肢, extremitas inferior)

하지는 대퇴골, 슬개골, 경골, 비골 및 족골로 되어 있다.

대퇴골은 몸에서 가장 길고 튼튼한 뼈로 골반부와 슬개부 사이에 있다. 슬개부와 족관절 사이에 경골과 비골이 있으며, 경골은 슬관절을 이루는데 중요한 역할을 한다.

비골은 경골보다 작은 뼈로서 다리의 바깥쪽에 있으며 족관절을 이루는데 중요하다.

족골은 7개의 뼈와 발바닥을 이루는 5개의 중족골, 그리고 14개의 지골로 되어 있다.

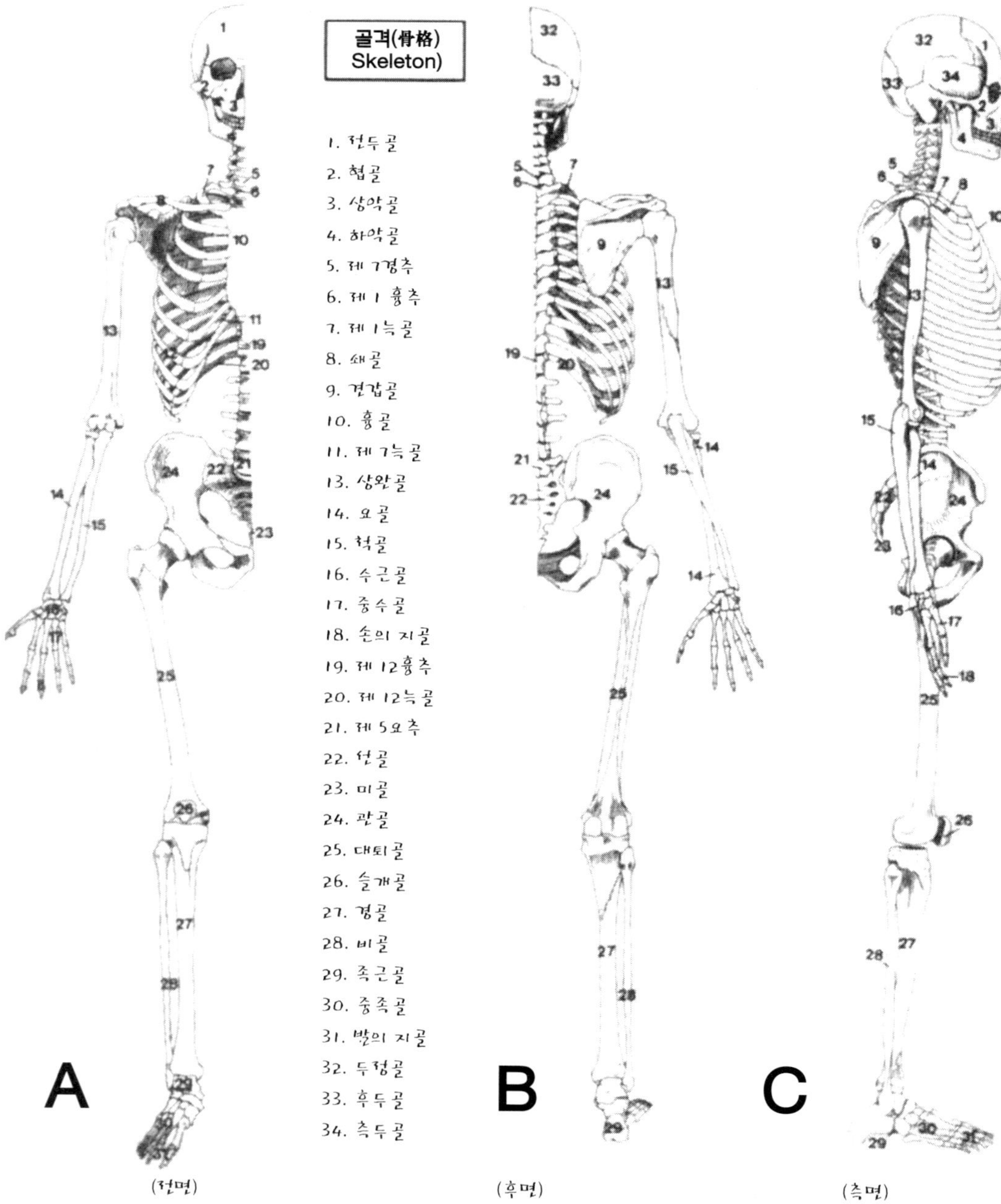
골격(骨格)
Skeleton)
1. 전두골
2. 협골
3. 상악골
4. 하악골
5. 제 7경추
6. 제 1 흉추
7. 제 1늑골
8. 쇄골
9. 견갑골
10. 흉골
11. 제 7늑골
13. 상완골
14. 요골
15. 척골
16. 수근골
17. 중수골
18. 손의 지골
19. 제 12흉추
20. 제 12늑골
21. 제 5요추
22. 선골
23. 미골
24. 관골
25. 대퇴골
26. 슬개골
27. 경골
28. 비골
29. 족근골
30. 중족골
31. 발의 지골
32. 두정골
33. 후두골
34. 측두골
A
B
C
(전면)
(후면)
(측면)

그림 5-1 인체골격도

2. 관절(關節)의 구조

관절은 2개 이상의 뼈가 모이는 곳이다. 관절은 두개골 관절과 같이 굽어지지 않는 것과 주관절과 같이 구부러지는 관절이 있다.

구부러지는 관절에 있어서는 뼈끝은 연골로 싸여 있으며, 관절의 둘레를 감싸는 인대라고 하는 힘있고 질긴 흰띠로 이어져 있다.

인대에는 관절을 기름지게 하는 액체를 나누어주는 미끄러운 막이 있다. 관절에 염좌가 발생되면 대개 인대가 손상되든지 또는 인대가 뼈에서 떨어진다.

1) 관절포(關節包)

관절 주변을 싸고 있는 결합조직선의 막으로 되어 있고, 빽빽한 섬유성 조직으로 외층의 섬유층과 내층의 골막층으로 구성되어 있다.

관절포의 내층은 강한 인대(靭帶)로서 관절의 지지성 역할을 하지만, 염좌 · 탈구 · 골절 등으로 강한 손상을 받는다.

2) 관절 골막(骨膜)

관절포의 내면을 주머니 모양으로 뒤에서 감싸고 미끄럽게 하는 조직이다.

3) 관절내 인대(靭帶)

관절 지지성의 유지나 운동의 안내역할을 하고, 강한 외력에는 손상을 받는다. 경미하면 이완(弛緩), 강하면 단열(斷裂), 반단열(半斷裂)을 일으켜 관절의 가동성 지지성으로 강하게 영향을 받는다.

4) 관절내 연골(軟骨)

반월(半月)은 슬관절에 있고, 가장자리는 관절포로 연결되고, 내측선은 떨어져 있다. 내측 반월은 C형, 외측반월은 O형이다.

원판은 수관절(手關節), 악관절(顎關節), 흉쇄관절(胸鎖關節)에 나타난다. 손상은 파괴, 탈출 등 여러 모양이 있다.

5) 관절연골(關節軟骨)

관절면을 보호하는 섬유성 연골이며, 악관절 · 흉쇄관절을 제외한 다른 관절연골은 섬유가 많고 유리연골이다. 백색으로 광택이 있고 탄력성이 많다. 나이가 들면 황색으로 변한다. 표면은 관절액으로 젖히고 골막이나 연골막의 덮개는 없다. 연골의 두께는 부위에 따라 다르지만 기껏해야 수(數) mm로, 가장 두꺼운 것이 슬개골(膝蓋骨)이고, 가장 얇은 것은 지간관절연골이다. 나이가 들면서 두께도 감소한다. 관절내는 관절액이 존재하고 외상염증으로부터 여러가지 변화를 가져오고, 골절 등이 있으면 관절내 출혈을 일으킨다.

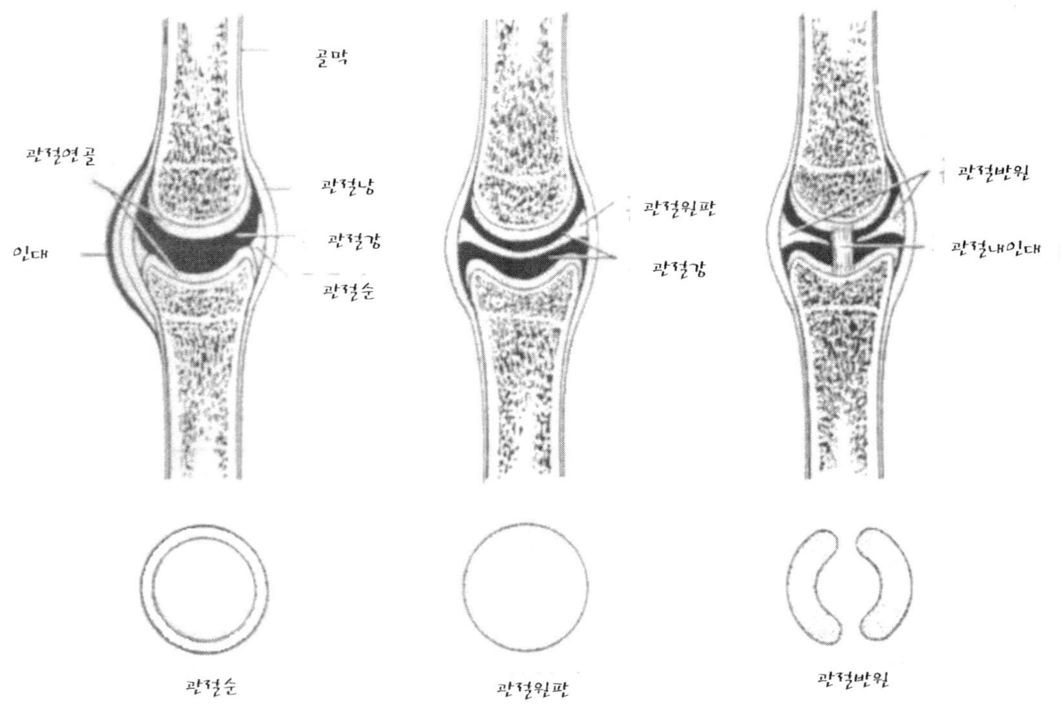

그림 5-2 관절의 구조

3. 근육(筋肉)과 건(腱)

뼈에 주로 근육이 붙어 있으며, 우리 몸에는 많은 근육이 있다. 각 근육은 뇌로부터 신자극을 받았을 때 수축하는 능력을 갖고 있다. 사지(四肢)의 운동에 있어서는 그 대부분의 근육을 마음대로 쓸 수 있으나 심장근육과 같은 것은 조금도 마음대로 쓸 수 없다.

대부분의 근육은 직접 또는 질긴 인대나 건에 의하여 간접적으로 각 뼈에 붙어 있다. 한 근육이 수축할 때면 그 근육이 붙어있는 두 뼈를 동시에 끌어당겨 운동을 일으킨다. 대부분의 골절이나 염좌에 있어서는 통증이 심하고 다친 부분의 근육이 뜻대로 수축하지 못하게 하거나 또는 경련을 일으켜 그로 말미암아 상처가 더 나빠지게 된다.

4. 염좌(捻挫, sprain)

1) 염좌의 정의

염좌란 관절이 외력을 받아서 정상운동범위 이상으로 늘어나는 경우로서, 인대가 부분적으로 파열된 손상을 말한다. 이때 탈구(脫臼) 또는 아탈구(亞脫臼)도 일어나지만 관절내외의 인대(靭帶) · 근(筋) · 건(腱) · 관절포(關節包)등의 연부 손상이 일어나며, 때로는 골절을 동반하는 경우도 있다.

손상의 정도에 따라 다음과 같이 구분한다.

구분	증상
1 도 (經度)	▷ 섬유의 파괴가 적고, 인대가 신연되는 것이 특징 ▷ 3~4주 후면 기능 손실 없이 치유
2 도 (中等度)	▷ 관절낭과 주위인대의 부분적인 손상 ▷ 50% 이상의 인대가 찢어지고 약간의 혈종이 일어남 ▷ 3~4주 후의 고정으로 치유
3 도 (重度)	▷ 관절낭과 주위인대의 완전한 절단 ▷ 수술이 필요

2) 증 상

통증 · 종창 · 변색 등이 특징적으로 나타나며, 손상 직후 운동 및 기능장애는 심하지 않으나, 2~3시간 후가 되면 심해진다.

3) 진단

▷ 걸을 수 있는지?

▷ 스스로 관절을 움직일 수 있는지?

▷ 환부 및 부어있는 정도는 어떤지?

▷ 압통은 어느 부분에서 느끼는지?

▷ 피하출혈의 유무?

▷ 관절의 안정성 및 불안정성 등

4) 일반적인 응급처치

▷ 환부의 관절을 편안하게 취한다.

▷ 부목 또는 압박붕대로 고정시킨다.

▷ 환부를 올린 후 냉찜질을 한다.

만약 염좌가 심하면 전문구조대가 도착할 때까지 움직이지 않도록 한다. 손상이 골절을 겸할 수도 있으나 발목염좌 부상자는 되도록 걷지 않는 것이 좋으며, 가능한 빨리 전문적인 치료를 받도록 한다.

5. 탈구(脫臼, dislocation)

1) 탈구의 정의

탈구란 관절면으로부터 이탈하는 것으로, 인대(靭帶) 등이 파열되기도 한다. 즉 관절을 구성하고 있는 골절단이 해부학적 상태에서 완전 또는 불완전하게 전위(轉位)해서 관절면이 생리적 상대적 관계가 오랫동안 떨어져 있는 상태를 말한다.

탈구는 외력(外力)에 의해 생기는 외상성탈구(外傷性脫臼)와 선천성으로 발생하는 선천성탈구(先天性脫臼), 그리고 신경질환 등으로 근육이완이 생기는 병적탈구(病的脫臼)로 구분된다.

외상성 탈구는 외력 또는 자가근력(自家筋力)으로부터 관절이 생리적 범위이상의 운동을 나타내는 경우 즉, 골절단의 한 부분이 관절포(關節包)를 손상해서 그 열구(裂口)에서 관절외(關節外)로 나온 상태를 말한다. 이를 관절포외탈구(關節包外脫臼)라고도 한다.

2) 외상성 탈구의 빈도

탈구의 발생빈도는 부위(部位), 연령(年齡), 성(性)에 따라 차이가 있다.

외상(外傷)을 받을 기회가 많은 청 · 장년 남자, 운동선수, 노무자에게서 자주 일어난다. 또한 남성이 여성에 비해 4~5배나 빈도수가 높다.

소아와 노인에게 비교적 적게 일어나는 원인은 같은 외력일지라도 이 연령층에서는 골절을 일으키기 쉽다.

발생빈도는 견관절, 주관절, 악관절 등의 순위로 많이 일어난다.

3) 탈구가 생기는 원인

외력의 강약에 의해 좌우되는 것이지만, 관절의 구조와도 중요한 관계가 있다. 견관절이 빈발하는 것은 작은 관절와(關節窩)에 큰 골두(骨頭)를 받아 넣어 주위의 근(筋) 등의 긴장에 의해 주로 유지되기 때문이다.

4) 탈구의 분류

① 탈구의 정도에 의한 분류

▷ 완전탈구(完全脫臼, complete dislocation)

⇒ 한쪽의 관절면이 다른쪽의 관절면에 대해 완전하게 전위해 양자간에 완전히 대립하는 것을 말한다.

▷ 불완전탈구(亞脫臼, incomplete dislocation)

⇒ 관절면이 또 부분적인 대응을 남기고 불완전하게 전위된 것을 말한다.

② 관절 상호 위치에 의한 분류

▷ 전방탈구 · 후방탈구

▷ 상방탈구 · 하방탈구

▷ 측방탈구(내측탈구 · 외측탈구)

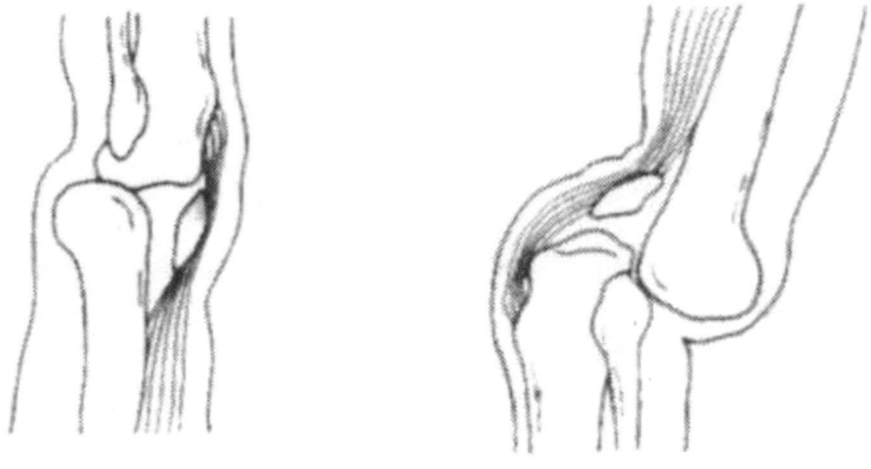

〈완전탈구〉 〈불완전탈구〉

그림 5-3 탈구의 정도에 의한 분류

③ 탈구의 경과에 의한 분류

▷ 신선탈구(新鮮脫臼, fresh dislocation)

⇒ 탈구를 일으키고, 수일 이내를 말한다.

▷ 진구성 탈구(陣舊性脫臼, old dislocation)

⇒ 일반적으로 약2주 이상 경과된 것으로, 명확한 숫자의 구별은 없다.

④ 연부조직손상(軟部組織損傷)의 유무에 의한 분류

▷ 단독탈구(單獨脫臼, simple dislocation)

▷ 복잡탈구(複雜脫臼, complicated dislocation)

⑤ 탈구의 빈도와 동기에 의한 분류

▷ 습관성 탈구(習慣性脫臼, habitual dislocation)

⇒ 초회(初回)의 탈구 후에 경미한 외력이나 근력 등 에서 탈구를 반복하면서 일어나는 것으로, 견관절 · 주관절 · 슬관절 등에서 많이 발생된다.

▷ 수의성 탈수(隨意性脫臼, voluntary dislocation)

⇒ 환자의 자유의지로 자기의 근력에 의해서 탈구를 일으키는 것이 가능한 것을 말한다.

5) 탈구의 증상

① 동통(疼痛) : 탈구통(脫臼痛)이라고도 한다. 또는 자발통이라고 해서 이상한 긴장감을 보이며, 그 외에 압통(壓痛), 운동통이 있지만 탈구의 정도는 심하지 않다.

② 종창 및 관절혈종 : 연부조직의 손상, 출혈 등으로 인해 관절강내에 관절혈종이 생기는 현상을 말하는 것으로, 종창은 골절의 경우처럼 급하게 나타나지 않는다.

③ 기능장애 : 일정한 위치로 고정되고 동통을 견디며, 약간의 운동성을 나타낼 수 있다.

④ 타동적으로 운동시험을 해보면 탄력성의 저항을 보이고 어느 정도 가능하지만 힘을 빼면 다시 쳐진다.

⑤ 변형

▷ 관절축의 변화 : 골두(骨頭)의 방향이 전위(轉位)된다.

▷ 탈구관절 자체의 변형 : 골두가 이상위치에서 만져지고 각각의 관절에 의해 특유의 변형을 가져온다.

▷ 탈구 위치의 변화 : 탈구된 골두의 위치에 의하여 탈구의 모양이 연장 또는 단축해 보인다.

▷ 관절강의 공허 : 골두가 이탈되어 있기 때문에 관절강 (關節腔)은 공허하게 되고 손으로 누르면 스폰지와 빈공간이 느껴진다.

6) 탈구의 합병증

① 골절(骨折)

골절을 동반하는 탈구를 탈구골절(脫臼骨折)이라고 한다.

골절을 동반하는 것은 때때로 정복에 곤란하고 치유기간도 오래 걸린다. 탈구와 골절이 동시에 발생한 경우에는 탈구를 먼저 정복해야 한다. 이유는 정복한 탈구 환부의 재탈구는 골절정복에 의한 외력에서는 일어나는 경우가 적다. 이에 반해 완전하게 정복한 골절이라도 탈구 정복 때의 외력에 의해서 쉽게 재전위(再轉位) 되기 때문이다.

② 혈관 및 신경의 손상

비교적 드문 일이기는 하지만 척추 탈구에서는 매우 위험한 척수마비를 일으키는 경우가 있다. 견관절 · 주관절 · 고관절 · 슬관절 등의 탈구에 서는 신경 또는 혈행을 방해하는 경우가 있다.

③ 연부(軟部)의 장애(障碍)

▷ 개방성 탈구 : 세균감염으로부터 화농(化膿) 위험을 동반한다.

▷ 관절포의 손상 : 악관절을 제외한 모든 곳에서 나타난다.

▷ 인대 또는 건 손상 : 연부조직의 손상가운데 가장 많다.

▷ 기타 : 근, 근막, 관절연골 등의 손상

6. 골절(骨折, fracture)

1) 골절의 정의

골절이란 골조직의 연속성이 완전 또는 부분적으로 이단(離斷)된 상태를 말한다.

2) 골절의 종류

골절을 일으킨 골자체가 정상조직으로 있는가? 아니면 병적으로 있는가? 에 의해서 외상성 골절(外傷性骨折)과 병적골절(病的骨折)로 구분한다. 일반적으로 골절이라고 하는 것은 주로 외상성 골절을 말한다.

골절의 빈도나 호발부위 또는 골절형태는 연령·성별에 따라 다양하게 나타난다.

3) 골절의 분류

골절은 뼈의 모양, 골절의 정도, 골절선의 방향, 골절부와 외계와의 연계 유무, 골절발생의 원인, 골절부위 등에 의해서 여러 종류로 구분할 수 있다.

① 외상성 골절(外傷性 骨折) : 외상성 골절은 정상적인뼈에 외력이 작용해서 발생하는 것이 있고, 이 외력은 뼈에 대해서 직달적으로 작용하는 경우와개달적으로 작용하는 경우가 있다.

▷ 직달성 골절 : 외력이 일어난 부위에 골절이 일어나는 것.

▷ 개달성 골절 : 직달 외력이 발생한 부위에서 떨어진부위의 뼈가 골절이 일어난다.

② 피로성 골절(疲勞性 骨折) : 피로성 골절은 정상적인 뼈의 같은 부위에 가벼운 외력이 작용해 그것이 누적되면서 발생하는 골절을 말한다. 가장 많이나타나는 뼈는 중족골, 경골, 비골이 있고, 대퇴골에도 나타나는 수가 있다.

③ 병적 골절(病的骨折) : 뼈가 병적상태로 저항력이 약화되었을 때의 골절로서, 경미한 외력 또는 거의 외력없이 골절을 발생시키는 경우를 특발성 골절이라 한다. 국소적 원인으로는 전이암·골낭종, 전신적 질환으로는 노인성 골다공증·부갑상선 기능항진증·골형성 부전증 등이 있다.

4) 골절의 정도에 의한 분류

① 완전골절(完全骨折) : 뼈에 있어서 뼈의 연속성이 완전하게 떨어진 것을 말

한다.

② 부전골절(不完全骨折) : 뼈의 일부만이 떨어져 일부가 연결되어 있는 것을 말하고, 정도에 따라 다음과 같이 분류한다.

▷ 균열골절 : 유리얼음 등과 같이 골절부가 떨어지지 않고 단지 열극(裂隙)을 형성하는 것으로써, 편평골 에서 주로 나타난다.(두개골, 견갑골체, 장골의 골절 등)

▷ 골굴곡(骨屈曲) 또는 골굴절(骨屈折) : 약한 나뭇가지를 꺽은 상태와 비슷하다고 해서 약목곡절(若木骨折)이라고도 한다. 소아(小兒)에게서 많이 발생된다.

▷ 함요골절(陷凹骨折) : 골굴곡의 일종이지만, 마치 탁구공을 눌려서 들어간 형태로서, 두개골 등의 편평골에 많이 나타난다. 대부분 부전골절이지만 완전골절의 형태로 나타나는 경우도 있다.

▷ 죽절골절(竹節骨折) : 유 · 소아의 장관골에 장축방향에 압축력이 발생한 경우에는 골축과 평행된 종족절이되어 윤상으로 융기해서 죽절상의 모양을 일으킨다.

▷ 골막하 골절(骨膜下骨折) : 골질은 완전히 떨어져 있지만, 골막은 떨어지지 않은 것으로, 생리적인 골형성을 가지고 골절선 확인이 가능한 것을 말한다. 젊은 층에 많이 나타나는 것으로 골막이 두껍고 탄력성이 풍부하다.

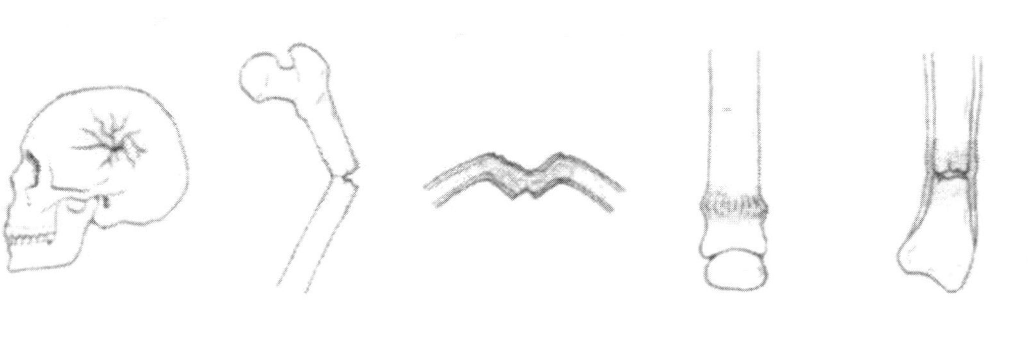

〈균열골절〉 〈골굴곡〉 〈함요골절〉 〈죽절골절〉 〈골막하골절〉

그림 5-4 불완전 골절의 분류

5) 골절선(骨折線)의 방향에 의한 분류

① 횡골절(横骨折) : 골절선이 골장축으로 평행으로 된 것.

② 종골절(縱骨折) : 골절선이 골장축으로 직각으로 된 것.

③ 사골절(斜骨折) : 골절선이 골장축에 대해 비스듬하게 된 것.

④ 라선상 골절(螺旋骨折) : 골절선이 골장축 방향에 대해서 라선상으로 된 것.

⑤ 복합골절(複合骨折) : 여러가지 방향으로 이어지는 골절선의 복합에 의한 것으로서 다음과 같은형태가 있다.

▷ T · Y · V 자상 골절 : 상완부 하단부 골절 등에 많이나타난다.

▷ 골편골절 : 1~2개 또는 그 이상의 비교적 큰 골편을 가지는 경우

▷ 분쇄골절 : 다수의 소골편을 가지는 것으로, 교통사고 등 강한 외력에 의해서 나타난다.

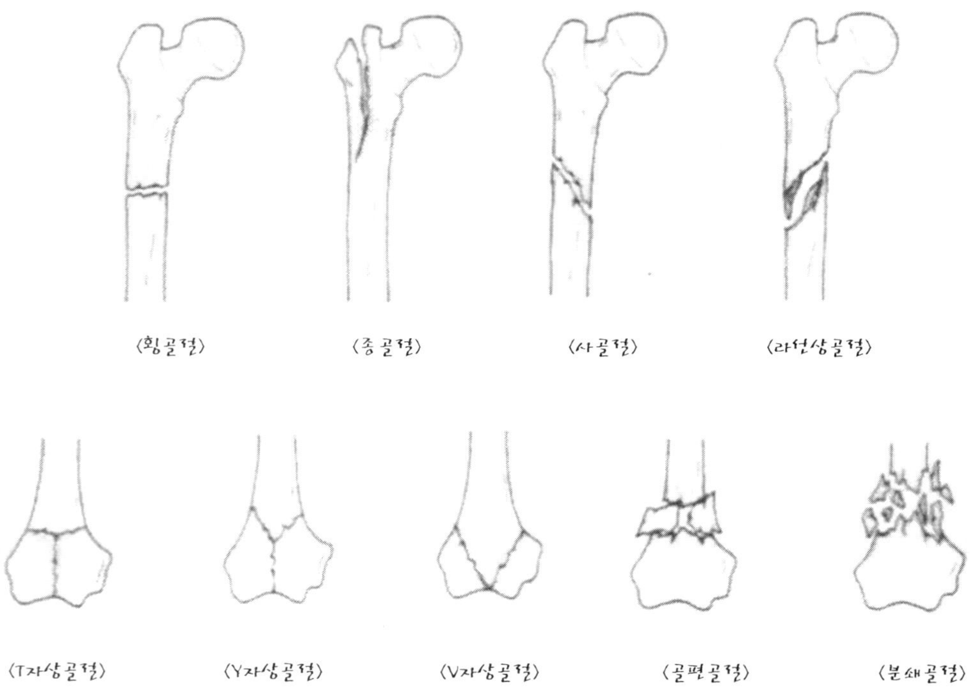

그림 5-5 골절의 방향에 의한 분류

6) 골절수(骨折數)에 의한 분류

① 단수골절(單數骨折) : 한 군데의 골절

② 이중골절(二重骨折):하나의 뼈가 두군데서 골절을 일으키는 경우

③ 중복골절(重複骨折) : 하나의 뼈가 세군데 이상의 부위에서 골절을 일으키는 경우

④ 다발골절(多發骨折) : 두개 이상의 뼈가 동시에 골절을 일으키는 경우

7) 부위별 골절처치

① 쇄골 골절(鎖骨骨折, clavicle fracture)

▷ 증 상

골절의 일반적인 증상이 나타난다.

설골은 손끝으로 만져보면 대부분의 경우 부러진 뼈끝이 만져지며, 환자는 부상당한 쪽의 팔을 위로 쳐들지 못하고 부상당한 쪽 팔을 밑으로 늘어뜨리면 어깨가 다른 편 어깨보다 낮아진다.

▷ 응급처치

부상당한 쪽 팔의 손이 팔꿈치보다 약간 높게 하여 반대쪽 어깨에 대고 삼각건으로 묶은 후 다시 팔 전체가 몸에 붙게 삼각건으로 묶는다.

② 상완골 골절

▷ 증 상

대개 골절의 일반적 증상이 나타난다.

특별한 증상으로는 견관절의 운동을 할 수 없게 된다.

▷ 응급처치

주관절을 ㄱ자로 구부리고 어깨로부터 주관절에 이르는 길이의 부목을 바깥쪽에 대고 삼각건을 부러진 뼈 위 쪽에 하나 아래쪽에 하나씩 대고 부목을 잘 묶어준다. 삼각건으로 팔걸이를 만들어 목에 걸어준다. 삼각건으로 팔 전체를 가슴에 묶어 고정시킨다.

겨드랑이를 고여주고 만약 부목을 구할 수 없으면 삼각건으로 전박을 끌어 올려 팔 전체를 가슴에 붙이고 붕대를 감아 움직이지 않도록 고정시킨 다음 병원으로 보낸다.

③ 주관절 골절(關節骨折, elbow joint)

▷ 증 상

대개 주관절(팔꿈치)골절은 팔을 구부리고 넘어질 때에 생기며, 6~12세 사이의 어린이들에게서 흔히 일어난다.

증상으로는 먼저 관절부위가 붓고 아파서 팔을 구부렸다 폈다를 할수 없게 된다.

▷ 응급처치

환자가 팔을 편 자세로 있으면 겨드랑이를 많이 고인 다음 겨드랑이에서 손가락까지에 이르는 부목을 손바닥 쪽에 대어준다.

주관절이 구부러진 채로 있는 환자를 발견하면 팔을무리가 되지 않게 끌어올리고 쇄골 골절의 경우와 같이 그 팔을 동체에 대고 삼각건으로 고정시킨다.

구부러진 주관절을 무리하여 펴려고 해서는 안된다.

응급처치 후 이동할 경우 삼각건을 이용하여 허리쪽으로 묶어 고정시킨 다음 이동한다.

④ 전완골 골절

▷ 증 상

전박의 뼈 한개 또는 두개가 다 부러지는 수가 있다.

두개가 다 부러지면 골절의 일반적 증상이 나타난다.

한개만 부러졌을 때나 또는 손목 뼈마디가 부러졌을때라도 그 부분을 잘 움직이지 못하는 수가 있다.

▷ 응급처치

응급구조사가 부목을 준비할 동안 환자를 바로 눕히고 팔을 그의 가슴위에 올려놓는 자세가 제일 좋다.

주관절로부터 손가락끝에 이를 만큼 긴 부목 2개를 잘 짜서 1개를 손바닥쪽에 다른 1개를 손등 쪽에 대고 2개 이상의 삼각건으로 묶어 고정시킨 다음, 손을 주관절보다 약10㎝ 정도 높이고 손바닥이 가슴쪽을 향하게 하여 넓은 붕대로 팔을 끌어올려 고정시킨다.

⑤ 대퇴골 골절(大腿骨骨折, femur fracture)

▷ 증 상

이 골절은 확인하기 곤란할 때가 많다.

대부분은 손상을 입은 후 부상자가 바로 누워서 땅바닥으로부터 발뒤꿈치를 들지 못하면 대퇴골이 부러진 것으로 의심한다.

흔히 발은 바깥쪽으로 비틀어져 땅바닥에 놓이고 그 발을 혼자 힘으로는 바로 세우지 못하는 때가 많다. 가관절이 생기든가 다리가 짧아지거나 혹은 기형이 되고 부러진 곳으로부터 말단부는 마비되는 수가 있다.

환자는 절대 일어서서는 안 된다. 이 골절은 상지나 하지의 다른 어떠한 골절보다도 한층 더 심한 충격이 일어난다.

▷ 응급처치

겨드랑이에서 발이 닿고도 남는 길이 부목과 적어도 엉덩이에서 발끝에 이르는 부목, 그리고 7개의 삼각건을 준비한다. 한사람이 한손으로 발뒤꿈치 밑을, 또 한 손으로 발을 잡고 천천히 하지를 바른자세로 돌려 조금 끌어당겨 그대로 붙잡은 후에 응급구조사는 7개의 삼각건을 부상자의 허리, 무릎 및 발목 밑으로 넣은 후 부목위에 일정한 간격으로 놓는다. 이 때 같은 모양의 좀 짧은 부목을 대퇴골 안쪽에 대고 붕대로 묶으면 구부러지는 것을 방지할 수가 있다.

만약 삼각건이 하나 더 있으면 부상자 하지를 다른 다리에 붙여 묶어서 더 튼튼하게 할 수도 있다.

부목이 없을 경우에는 양다리 사이를 잘 고인 후에 양쪽 다리를 합쳐서 붕대로 묶어준다.

충격에 대한 응급처치를 한다.

⑥ 슬개골 골절(膝蓋骨 骨折, patella fracture)

▷ 증 상

이 골절은 구르든가 부딪히는 경우에 생기며, 슬개골을 만져보면 대개 뼈의 갈라진 부분을 만질 수 있다.

그 밖에 골절의 일반적인 증상이 있다.

▷ 응급처치

적어도 넓이가 10㎝이상이며, 허리에서 발뒤꿈치까지 닿을 정도로 충분히 긴 부목을 곧게 편 다리의 밑쪽에 댄다. 무릎과 발꿈치는 고임을 대고 붕대 하나는 슬개골 바로 위에 또 하나는 그 바로 아래에 부목과 함께 돌려 묶고 다른 2개의 붕대로 다리와 부목을 단단히 묶는다. 무릎이 부어오르기 쉬우므로 둘러 싸매지 말고 남겨둔다. 만약 부목이 없으면 베개나 담요로 대용할 수도있다.

⑦ 하퇴골 골절(下腿骨 骨折)

▷ 증 상

무릎과 발목사이에서 뼈가 1개 혹은 2개가 부러진 것을 말하며, 만약 뼈 2개가 다 부러졌을 때엔 대개 골절의 일반적인 증세가 나타나며, 1개만 부러졌을 때면 기형이 별로 나타나지 않고 또 발목 바로 위의 골절은 염좌로 잘못 알게 되는 수가 있다.

▷ 응급처치

허리에서 발끝에 이르는 부목과 엉덩이에서 발끝에 이르는 부목을 준비하여 골절된 다리밑에 대퇴부분에 2개, 하퇴부분에 2개의 삼각건을 무릎과 발목을 이용하여넣어두고 준비한 두개의 부목을 다리 안쪽과 바깥쪽에 대어 하퇴 위, 아래부분을 고정시키고 대퇴부분을 고정시킨다. 운반이 필요한 경우 골절되지 않은 다리와 함께 묶어 운반한다.부목이 없으면 양다리 사이에 부드러운 물건을 고이고 손상입지 않은 다리에 묶어 고정시킨다.

⑧ 발목, 발등 골절

발목 골절 시에는 발전체를 담요위에 올려놓고 붕대를 감는다. 만약 담요가 없으면 발뒤축으로부터 무릎 바로 아래까지 닿는 2개의 부목을 싸서 양쪽에 하나씩대고 묶는다. 발등 골절시에는 발등이 부어오를 때 아픔을 막기 위하여 구두와 양말을 벗긴 다음, 넓은 헝겊을 두툼하게 고이고 꼭 맞게 붕대를 묶어준다.

그러나 너무 강하게 묶지 않도록 한다.

⑨ 머리, 척추 골절

머리, 목, 척추부상이 모든 부상의 작은 부분이라도 그것은 사망의 절반을 차지한다. 자동차 사고는 모든 머리, 목, 척추부상의 절반을 차지한다.

추락, 스포츠 사고, 폭력 활동이 나머지 원인이 된다.

머리, 목, 척추부상은 마비, 말과 기억 문제, 다른 불구병의 원인이 될 수 있다. 머리, 목, 척추의 부상은 뇌, 척 수를 포함하는 뼈와 연조직을 손상시킬 수 있다. 일반 적으로 X-ray, CT, MRI만이 머리, 목, 척추부상의 심각함을 보여줄 수 있으므로 그것을 심각한 것으로 간주하고 그런 부상을 치료해야 한다. 뇌의 부상은 두개골 내 출혈의 원인이 될 수 있다. 피는 건강을 증진 시킬 수 있고 더 많은 손상의 원인이 될 수 있는 압박을 일으킬 수 있다. 뇌 부상의 증상은 환자의 의식수준 변화이다.

환자는 현기증이 나고 어리둥절할 수도 있으며 의식을 잃을 수도 있다.

척추는 머리와 몸통을 지탱하는 작은 뼈로 강하고 유연한 기둥이다.

척수는 작은뼈, 척추의 순환통로를 통해 움직인다.

척추는 추간연골이라 하는 연골조직의 쿠션에 의해 다른 곳과 분리되어 있다.

뇌를 구성하는 신경은 척추에 있는 통로를 통해 신체의 여러 부분으로 연결된다. 등의 부상은 척추를 부러 뜨릴 수 있고 인대를 찢을 수 있다.

척추 부상은 신체를 마비시키거나 사망에 이르게 할 수도 있다.

▷ 증 상

의식의 변화

심한 고통 또는 머리, 목 등에 압박

손, 손가락, 발에 아픔과 감각 상실

신체움직임의 부분적 또는 완전한 상실

등이나 머리에 이상한 충격과 압박

코나 귀에 피나 다른 유동체

머리, 목, 등의 심한 외부 출혈

발작

부상으로 인한 불완전한 호흡과 손상된 시력

메스꺼움과 구토

균형감각 상실

귀 뒤나 눈 주변, 머리의 타박상

▷ 응급처치

머리, 목, 등 부상을 입었다고 느끼면 119나 응급의료 기관에 전화한다. 전문구조대가 도착하기를 기다리는 동안 최고의 처치는 환자의 경추 움직임을 최소화하는 것이다. 환자의 머리 양쪽에 손을 대고 실시한다.

머리를 신체와 함께 부드럽게 일직선으로 하고 전문구조대가 도착할 때까지 그 위치에서 머리를 보호한다.

만약 저항감을 느낀다거나 부상자에게 상처를 입힌다면 중단한다.

만약 머리가 심하게 한쪽방향으로 돌려져 있다면 머리를 움직이려 하지 않는다. 머리를 발견했을 때처럼 그대로 보호, 어리둥절하고 졸리며 의식을 잃고 호흡을 멈출 수도 있다. 부상자에게 출혈이 있을 수도 있다. 만약 환자가 의식이 없다면 턱 끌어올리기 방법을 사용해서 기도를 개방시키고 호흡을 확인해야 한다.

심한 출혈을 조절해야만 하고 환자의 몸이 차가워지거나 열이 많이 나지 않도록 해야 한다.

⑩ 늑골(肋骨), 골반 골절(骨盤骨折)

가슴의 부상은 추락, 스포츠 사고 등 압도적으로 누르고 관통하는 힘으로부터 발생될 수 있다.

가슴부상은 늑골이 약간 부러진 것부터 생명이 위험할 정도의 심각한 부상까지 존재한다. 약간 부러진 늑골은 고통스럽지만 생명이 위험하지는 않다. 늑골이 부러진 환자는 숨을 작고 얕게 쉰다.

정상적이고 깊은 호흡은 고통스럽기 때문이다.

환자는 부상을 입은 부위에 불편함과 고통을 느낀다.

보통 손과 팔로 그 부위를 지탱함으로써 고통을 누그러 뜨릴 수 있다.

만약 부상이 심각하다면 환자는 호흡하기가 힘들 수 있다.

환자의 피부는 붉어지거나 창백해지고 피를 흘릴 수도 있다. 심각한 가슴 부상을 당한 사람은 등부상이 있을 수 있다는 점을 항상 유의한다. 만약 늑골에 부상이있다고 의심한다면 환자가 호흡을 쉽게 할 수 있는 위치에서 쉬도록 한다. 상처입은 쪽의 가슴에 환자의 팔을 대고 묶는 것은 골절부위를 보호해주고 호흡을 더 편안하게 할 수 있도록 도와주는 것이다. 그 부위를 보호하고 고정시키기 위하여 베개나 접힌 담요같은 물건을 사용할 수 있다. 만약 부상이 심각하고 흉추부위에 부상이 있다고 생각되면 환자를 평평하게 눕히고, 전문구조대가 도착할 때까지 환자를 주의깊게 돌본다.

엉덩이의 커다랗고 중요한 뼈를 골반이라 한다.

가슴과 마찬가지로 골반뼈 부상은 간단한 것으로부터 생명이 위험한 것이 있을 수도 있다.

이 커다란 뼈는 신체안에 있는 중요한 조직을 보호하기 때문에 강한 힘은 내부출혈의 원인이 된다. 심한부상은 바로 알 수 있지만 어떤 부상은 시간이 지나서야 나타난다.

골반의 부상은 아래쪽 요추에 부상을 입힐 수 있기 때문에 환자를 옮기는 것은 좋지 않다. 내부출혈이 있는지 주목하고 전문구조대가 도착할 때까지 충격을 최소화하는 방법을 사용한다.

제 6 장

기도폐쇄

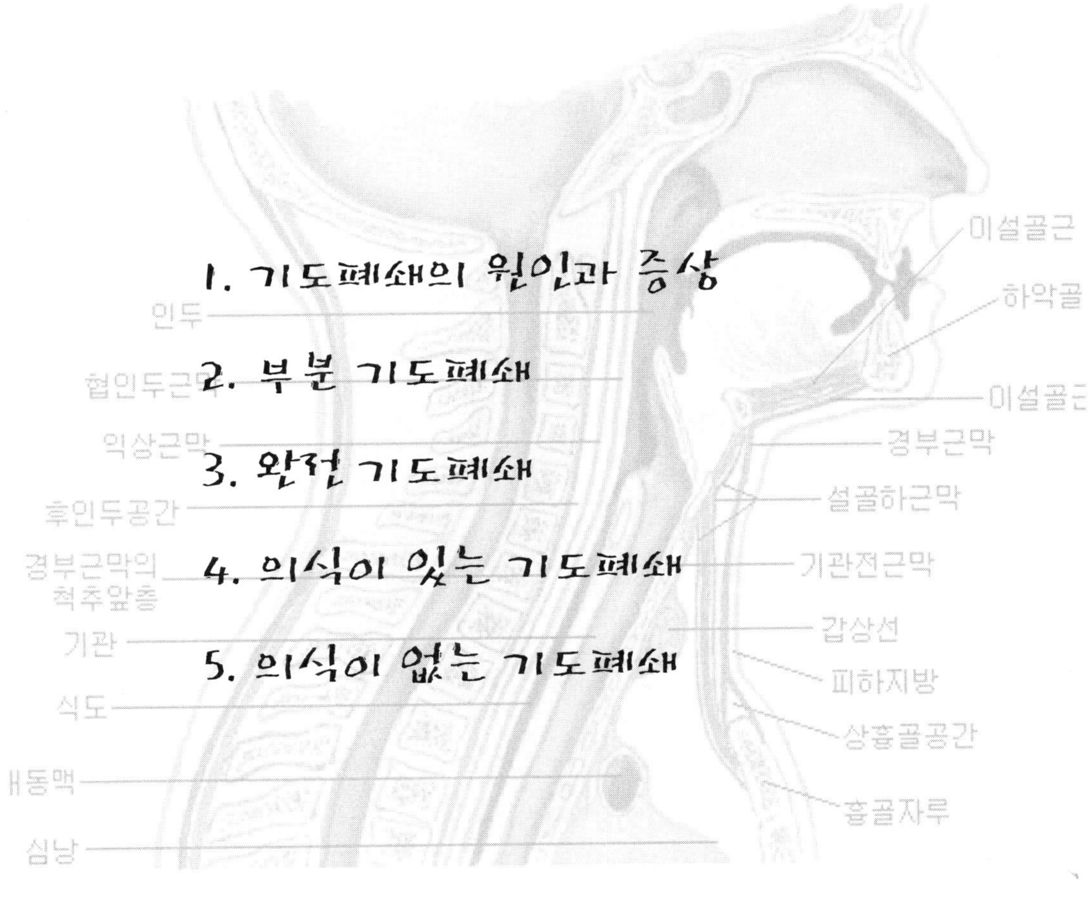

이설골근
하악골
인두
협인두근막
경부근막
익상근막
설골하근막
후인두공간
기관전근막
경부근막의
척추앞층
갑상선
기관
피하지방
식도
상흉골공간
흉골자루
심낭

1. 기도폐쇄의 원인과 증상

▷ 큰 조각의 음식물을 잘 씹지 않고 삼키려 할 때

▷ 음식을 먹으면서 술을 마실 때

▷ 의치를 했을 때

▷ 입에 음식물이 있는 상태에서 걷거나 놀거나 뛸 때

▷ 기도폐쇄는 때때로 심장마비나 다른 심각한 상태로 오인 되는 경우가 있다.

이때 적절한 처치가 지연되거나 잘못 처치될 수 있기 때문에 기도폐쇄 판별요령을 알고 있는 것은 매우 중요하다.

환자의 생명구조는 기도폐쇄를 인지하는 능력에 달려있다.

2. 부분기도폐쇄

▷ 호흡이 가능한 경우에는 기침을 세게 할 수 있으나 숨쉬는 사이 씩씩거리는 거친 소리가 날 수 있다.

환자 스스로 이물질을 뱉어내려고 세게 기침을 하면 방 해하지 말고 곁에 지켜서서 계속 기침을 하도록 도와주고 기침이 멈추지 않으면 응급의료기관에 연락하여 도움을 청한다.

▷ 호흡이 잘 안 되는 경우에는 기침이 약하고 호흡할 때 거친 소리가 난다. 처음부터 호흡이 잘 안되는 경우가 있고, 처음엔 호흡이 잘 되다가 안 되는 경우가 있다.

호흡이 잘 안되는 부분기도폐쇄는 완전기도폐쇄로 보고 다루어야 한다.

3. 완전기도폐쇄

▷ 완전기도폐쇄가 되면 말을 할 수 없고 호흡이나 기침을 할 수 없다.
환자는 한손 또는 두 손으로 목을 움켜쥐는 동작을 하는데 이는 목이 막혔다는 신호이다.
이 때 곧 바로 기도의 이물질을 제거해 줘야 한다.

4. 의식이 있는 기도폐쇄와 의식이 없는 기도폐쇄

1) 의식이 있는 경우

① 복부 밀쳐 올리기

"목이 막혔습니까?"라고 물어보고 환자가 약한 기침을 하거나 거칠게 쌕쌕거리거나 말, 호흡, 센 기침을 할 수 없으면 환자에게 자신이 응급구조사임을 밝히고 도와 주겠다고 한다.

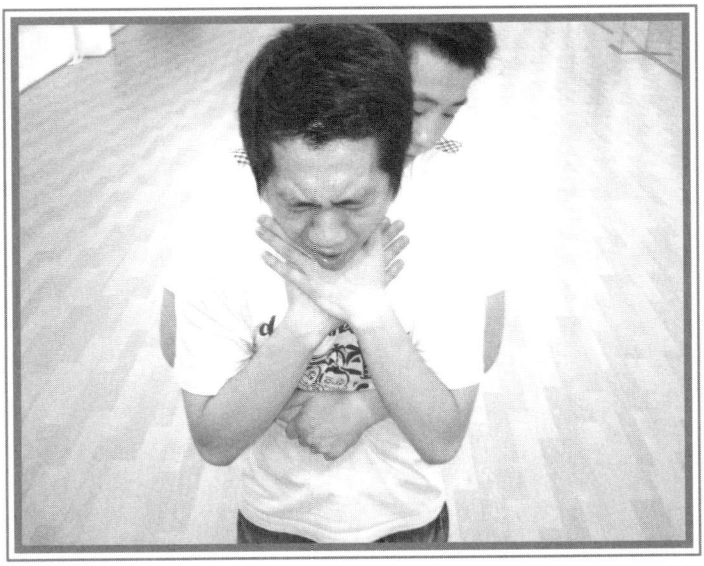

☞ "복부 밀쳐 올리기" 는 다음과 같이 실시한다.

▷ 환자를 세우거나 앉힌 뒤 환자 뒤에 서서 환자의 허리를 팔로 감고 한손은 주먹을 쥔다.

▷ 주먹 쥔 손은 엄지손가락 부분이 배꼽 위와 흉골 아래쪽 끝 사이의 복부 중앙에 오도록 한다.

▷ 주먹 쥔 손은 다른 손으로 잡고 팔꿈치가 환자의 바깥쪽을 향하게 하여 환자의 복부 안쪽으로 주먹을 누르며 위를 향하여 빠르게 밀쳐 올린다. 반드시 환자의 복부 중심선에 주먹이 오도록 하고 옆으로 밀치는 일이 없도록 한다.

▷ 이물질을 제거하기 위한 복부 밀쳐올리기는 한번씩 확실하게 시도해야 함을 유념하도록 한다.(계속적으로 반복하지 말고 한번씩하고 그때마다 이물질이 제거되었는지 확인한다)

▷ 복부 밀쳐올리기는 이물질이 제거되었거나 환자가 의식을 찾을 때까지 반복한다.

② 가슴 압박

환자가 매우 비만하거나 임신말기의 상태라서 환자의 복부를 팔로 감싸 안을 수 없는 경우에는 가슴 압박을 한다.

☞ 가슴 압박을 다음과 같이 실시한다.

▷ 환자를 서게 하거나 앉힌 뒤 환자 뒤에서 서서 팔을환자의 겨드랑이에 끼고 가슴을 감싼다.

▷ 주먹의 엄지손가락 쪽을 흉골 중앙부위에 댄다.
주먹이 늑골 위나 흉골 아래 끝 가까이 놓이지 않도록 주의한다.

▷ 다른 손으로 주먹을 잡고 빠르게 수평으로 압박을 한다.

▷ 기도의 이물질이 제거되거나 환자가 의식을 잃을 경우에는중단한다.

▷ 이물질을 제거하기 위한 가슴압박은 한번씩 확실하게 시도해야 함을 유념해야 한다.

③ 혼자 있을 때 기도폐쇄가 일어난 경우

기도가 막혔을 때 주위에 도와 줄 사람이 없으면 혼자서 복부 밀쳐올리기를 실시한다. 한손은 주먹을 쥐고 엄지 손가락 부분이 배꼽 바로 위와 흉골 아래끝 사이의 복부중앙에 오도록 한다.

다른 손으로 주먹을 잡고 빨리 밀쳐 올린다. 또는 몸을 앞으로 숙이고 의자등받이, 씽크대 난간과 같이 딱딱한 것으로 복부를 누를 수 있다. 이때 주의할 점은 끝이 뾰족한 것이나 모서리에 몸을 숙이면 상처를 입을 수 있으니 잘 살펴봐야 한다.

2) 의식이 없는 경우

① 현장 조사 / 연락 / 의식유무 확인

▷ 현장이 안전한가? 를 조사한다.

▷ 환자의 의식 확인을 위해 어깨를 두드린다.

▷ 구조자는 "괜찮습니까?" 하고 큰소리로 묻는다.

▷ 반응이 없으면 119나 응급의료기관에 전화하도록 한다.

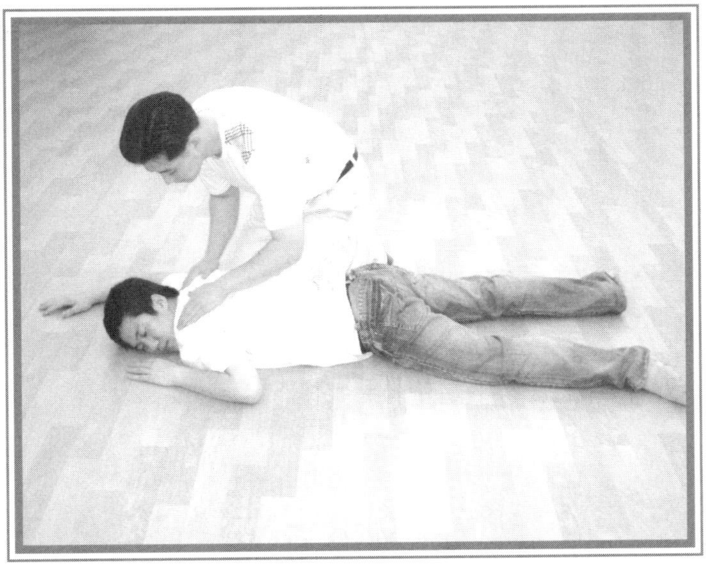

② 1차 호흡확인

▷ 환자의 자세는 그대로 유지하고 환자의 얼굴 가까이 대고 10초간 호흡을 확인한다.

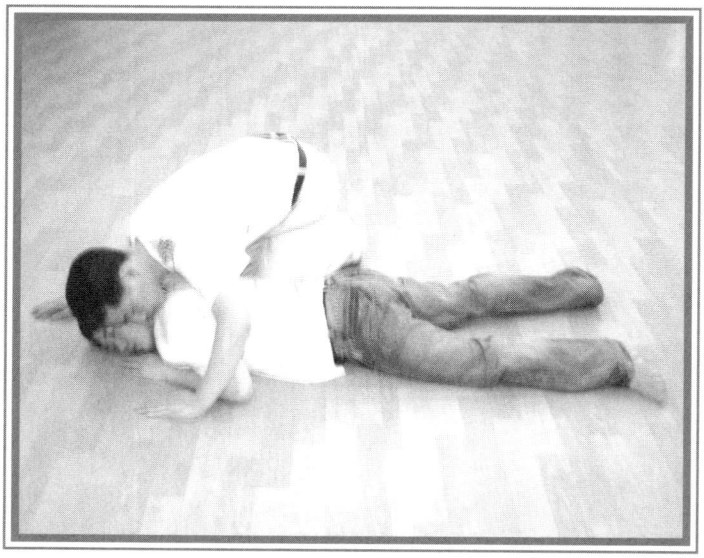

③ 환자의 자세교정

▷ 환자를 똑바로 눕혀 신체의 뒤틀림이나 부상의 악화를 방지한다.

▷ 환자의 엉덩이와 어깨 중간쯤에서 환자의 얼굴을 보며 무릎을 꿇고 앉는다.

▷ 필요할 경우 환자의 두 다리를 곧게 펴고, 환자의 팔을 구조자쪽으로 당겨 환자의 머리위로 뻗어 놓는다.

▷ 몸을 굽혀 한 손은 환자의 어깨에 다른 한 손은 환자의 엉덩이를 잡고 천천히 구조자쪽으로 끌어당기며 환자를 똑바로 돌려 눕힐 때 어깨를 잡았던 손으로 환자의 목과 머리와 뒷부분을 받친다.

▷ 구조자쪽에 있는 환자의 팔을 환자 옆구리와 나란히 놓는다.

▷ 환자의 자세교정은 가능한 한 신속하게 10초 이내에 마쳐야 한다.

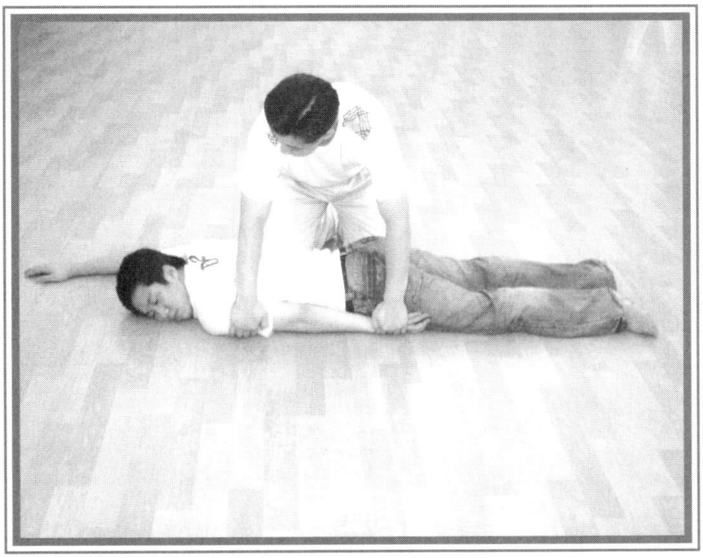

④ 기도개방(머리 뒤로 젖히기 / 턱 끌어올리기)

▷ 환자의 머리쪽에 있는 구조자의 손을 환자의 이마 위에 얹고 손바닥으로 눌러 머리를 뒤로 젖힌다.

▷ 다른 손의 손가락을 환자의 아래턱뼈 밑에 대고 턱을 앞으로 90°정도 끌어올려 기도를 열어준다.

▷ 위아래의 이가 거의 맞닿을 정도까지 턱을 끌어올린다.

이 때 환자의 입이 닫히지 않도록 하며, 턱밑의 연한 조직이 눌려 기도가 막힐 수 있으니 그 부위가 눌리지 않도록 한다.

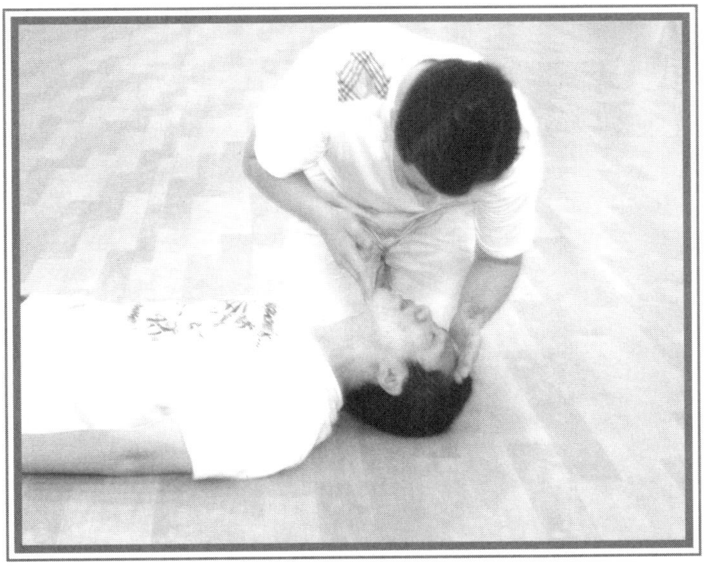

⑤ 2차 호흡유무 확인

▷ 기도 개방을 유지하고 환자의 입과 코 가까이 귀를 댄다.

▷ 가슴을 살펴본다. 10초간 호흡하는지 듣고 느낀다.

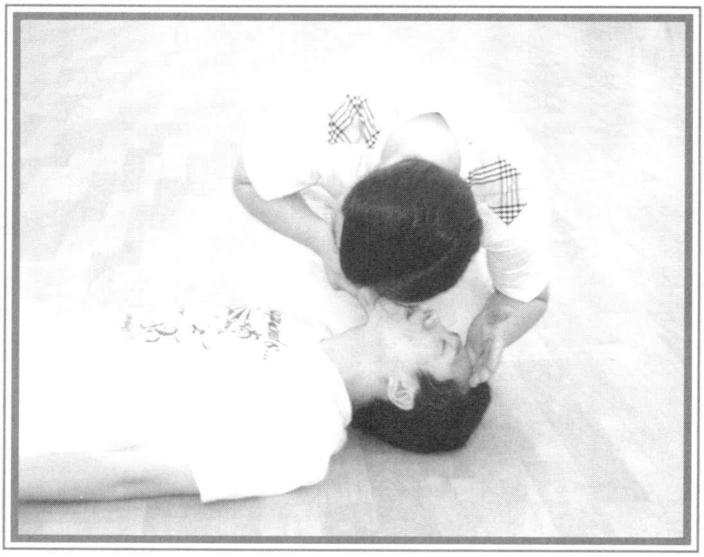

⑥ 두 번 충분히 불어넣기

▷ 기도개방을 유지한다. 코를 잡아 막는다. 숨을 깊이 들이 마신 뒤 입을 크게 벌려 환자의 입 언저리에 구조자의 입술을 밀착시킨다. 두 번 충분히 불어넣 기를 매회 2초간 실시한다. 불어넣기를 하는 사이에 구조자 자신의 호흡을 한다.

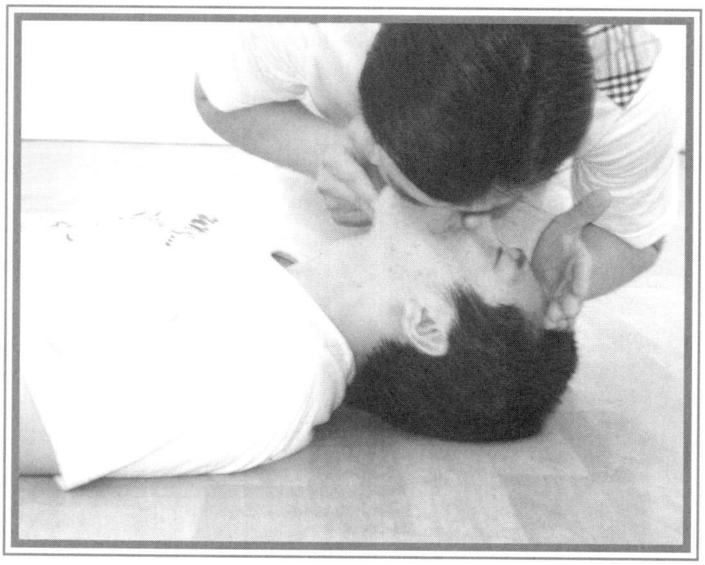

⑦ 다시 기도개방(머리 뒤로 젖히기 / 턱 끌어올리기) 후 두 번 충분히 불어넣기

▷ 호흡이 들어가지 않을 경우 다시 환자의 기도개방을 유지하고 코를 막는다.

▷ 숨을 깊이 들이마신 후 입을 크게 벌려 환자의 입언저리에 입술을 밀착시킨다.

▷ 두 번 충분히 불어넣기를 매회 2초간 한다.

▷ 불어넣기를 하는 사이에 구조자 자신의 호흡을 한다.

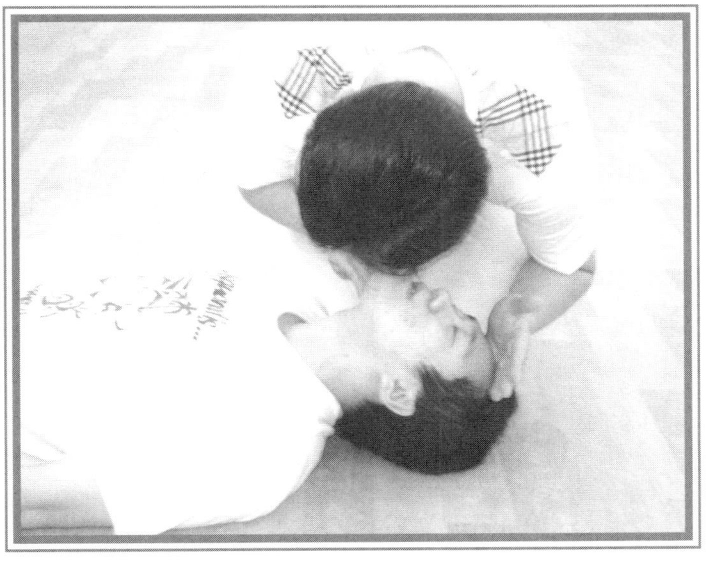

⑧ 흉부 압박 30회

▷ 호흡이 들어가지 않을 경우 기도가 막힌 것으로 간주하고 흉부압박을 30회 한다.

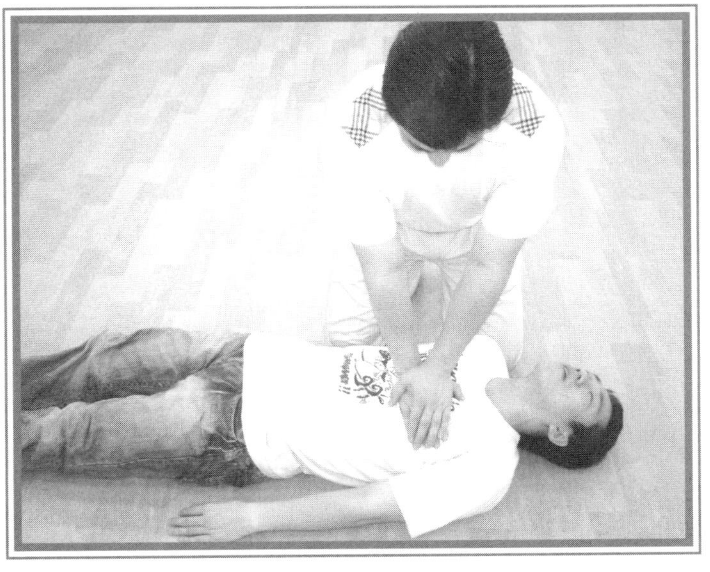

⑨ 손가락으로 꺼내기

▷ 환자 얼굴을 위로 향하게 하고 입을 벌린 뒤 환자 다리쪽의 구조자 손의 엄지와 다른 손가락으로 환자의 혀와 아래턱을 잡고 턱을 끌어 올린다.

▷ 검지를 환자의 목구멍 깊숙이 혀뿌리 부위까지 집어 넣는다.

▷ 손가락을 갈고리 모양으로 하여 이물질을 입속으로 부터 끄집어낸다.

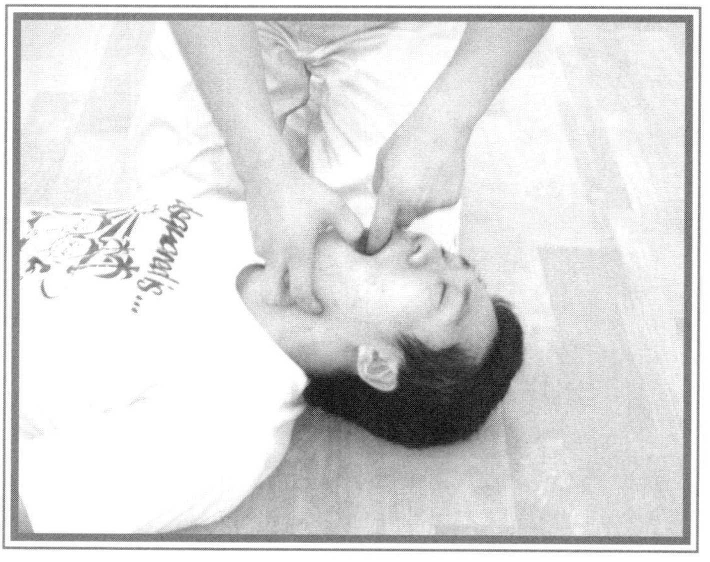

⑩ 두 번 충분히 불어넣기

▷ 기도를 개방한다. 코를 잡아 막는다.

▷ 숨을 깊이 들이마신 뒤 입을 크게 벌려 환자의 입주 위에 구조자의 입술을 밀착시킨다.

▷ 두 번 충분히 불어넣기를 매회 2초간 실시하고 불어넣기를 하는 사이에 구조자 자신의 호흡을 한다.

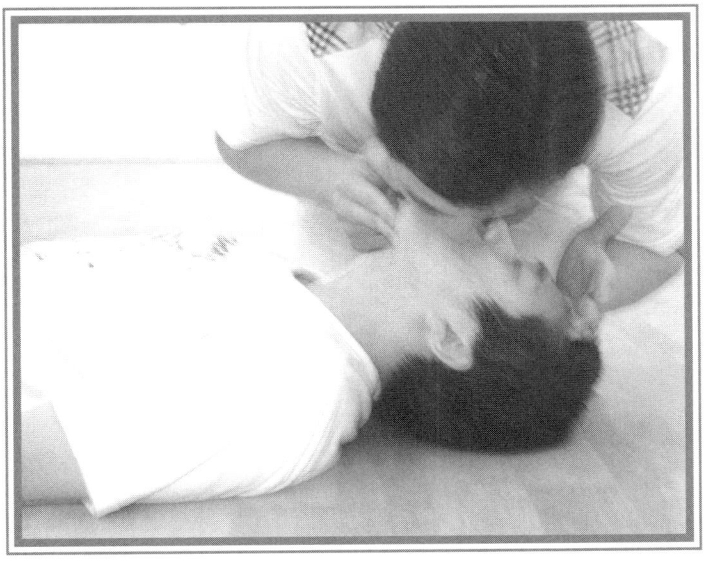

⑪ 순서대로 반복

▷ 가슴압박 30회 실시한다.

▷ 손가락으로 꺼내기를 한다.

▷ 기도개방과 두 번 충분히 불어넣기를 한다.

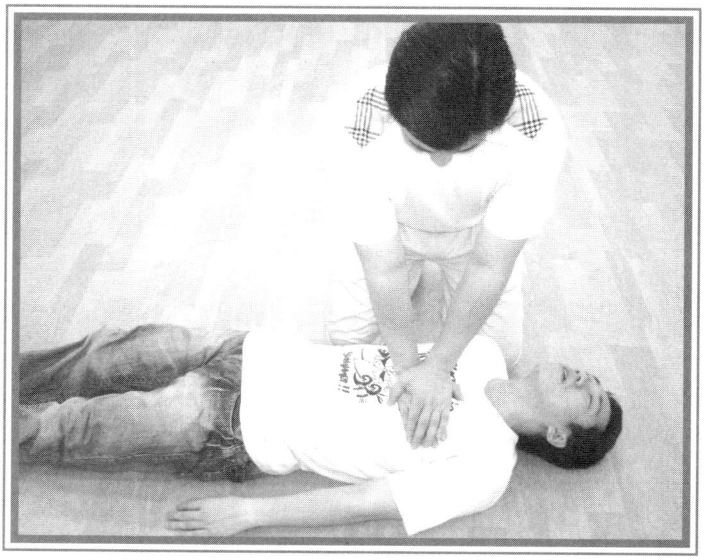

제 7 장

중 독

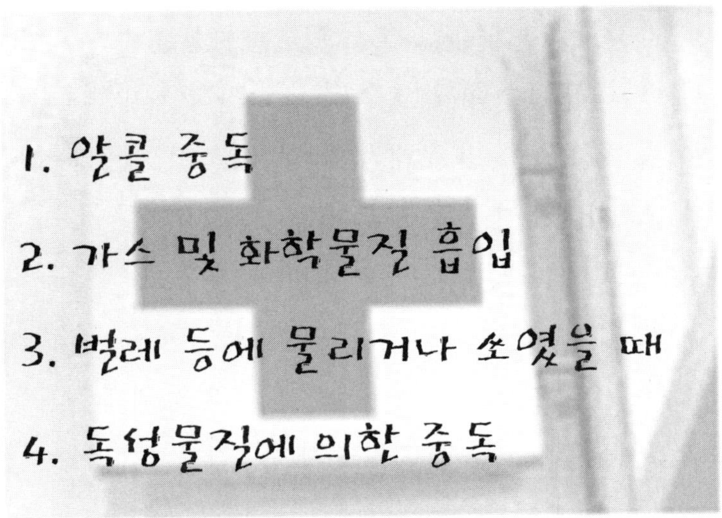

1. 약물 중독(藥物中毒)

현장조사를 할 때 특이한 냄새, 불꽃, 연기, 열려있거나 엎질러진 상자, 열린 약병, 손상된 식물과 다른 독물에 의한 중독의 가능성을 확인한다. 독극물 중독의 증상은 메스꺼움, 구토, 설사, 가슴과 복부의 고통, 호흡 곤란, 발한, 의식과 발작의 변화 등이 있으며, 또 다른 증상은 입술과 혀 주변과 피부에 타는 듯한 느낌이 있다. 구조자는 환자나 주변으로부터 정보를 근거로 해서 약물중독을 의심할 수 있다.

어떤 사람이 독극물을 마셨다고 의심된다면 다음 사항을 확인한다.

▷ 어떤 형태의 독극물인지?

▷ 얼마나 많은 양을 마셨는지?

▷ 언제 마셨는지?

▷ 환자의 몸무게는 얼마나 되는지?

위 정보는 가장 적당한 처치를 할 수 있도록 도와줄 수 있으며 만약 어떤 사람이 독극물에 중독되었다고 의심되면 다음의 일반적인 지침에 따른다.

▷ 무슨 일이 발생되었는가에 대한 단서를 모으고 접근하는데 있어서 안전을 위해 현장조사를 한다.

▷ 가능하다면 환자를 독극물로부터 격리시킨다.

▷ 환자의 의식상태, 기도, 호흡, 혈액순환, 기능장애를 확인 한다.

▷ 만약 환자가 의식이 있다면 더 많은 정보를 얻기 위해 질문을 한다.

▷ 용기를 찾아보고 전화할 때 그것을 가지고 간다.

▷ 119나 응급의료기관에 전화한다.

▷ 전화상담원의 지시를 따른다.

의료전문가가 지시하지 않았다면 환자에게 먹을 것과 마실 것을 주지 않는다.

만약 어떤 독극물인지 모르는데 환자가 토한다면 토물을 약간 보관한다. 병원에서 그 독극물을 확인하기 위해 토한 물질을 분석할 수도 있다.

약물중독의 예방은 간단하지만 대체로 신중하게 생각하지 않는다. 상품의 정보를 읽고 지시대로 사용해야 하며, 복용해야 하는 다른 약물에 의도된 영향, 부작용 그리고 가능한 상호작용에 대해 전문가에게 들어야 한다.

다른 사람에게 처방된 약을 사용하지 않는다. 약이 있었던 용기에 보관하고 눈에 잘 띄게 한다. 날짜가 지난 약은 없앤다.

시간이 지나면 약은 효과가 떨어지거나 해로울 수 있다. 아이들은 순식간에 문제를 일으킬 수 있다. 아이들은 호기심이 많고 생각지도 않은 방법으로 행동하고 사태를 발전시킬 수 있다.

대부분은 아이들의 중독은 부모나 보호자가 아이들을 돌볼 때 발생할 수 있으니 유의해야 한다.

집안이나 주변에서 발견된 많은 물질들은 유독한 것이다. 아이들은 입 안으로 모든 것을 집어넣는 경향이 있기 때문에 더 쉽게 중독될 수 있다.

중독 응급상황에 대처하기 위해서 다음 지침을 따른다.

▷ 부엌, 욕실, 차고와 같이 독극물이 주로 저장되어 있을 장소에 아이들이 가깝게 있는지 주의한다.

▷ 모든 약과 가정용품을 아이들의 손이 닿지 않는 곳에 보관한다.

▷ 아이들이 캐비넷을 열지 못하도록 자물쇠를 설치한다.

▷ 약상자나 다른 위험한 물건에 어린이는 다룰 수 없는 뚜껑을 사용한다.

▷ 위험한 물질을 인지할 수 있도록 독극물 표시를 사용한다.

▷ 날짜가 지난 물품은 처분한다.

2. 가스 및 화학물질 흡입

어떤 사람이 독극물을 마셨는지 아는 것이 어렵듯이 환자가 중독성 가스를 흡입했는지 아는 것 또한 어렵다.

중독성 가스는 여러가지로부터 발생된다. 그것들은 냄새를 가지고 있거나 혹은 없을 수도 있다.

주로 흡입되는 가스는 일산화탄소이다.

일산화탄소는 가솔린 엔진, 불완전한 요리장비, 불, 숯탄에 의해 생산될 수 있다. 이것은 산소의 부족을 의미한다.

가스를 흡입한 환자가 신선한 공기를 마시도록 한다. 가스를 흡입한 모든 환자는 가능한 한 빨리 신선한 공기가 필요하다. 만약 액체 화학물질같은 독극물이 피부에 묻었다면 많은 양의 물로 상처부위를 씻어낸다.

다른 사람에게 119나 전문 의료기관에 전화하도록 요청한다.

전문구조대가 도착할 때까지 그 부위를 계속 씻어낸다.

석회와 같은 물기가 없는 화학물질은 장갑을 낀 손으로 털어 없애야 한다. 환자와 주위 사람들의 눈으로 들어가지 않도록 조심한다.

화학약품과 세탁제와 같이 해로울 수 있는 물질을 다룰 때는 공기가 잘 통하는 장소에서 사용한다.

장갑과 안면 보호구와 같은 보호장비를 착용한다. 상품의 정보를 읽고 지시대로 사용한다. 복용해야 하는 다른 약물에 의도된 영향, 부작용 그리고 가능한 상호작용에 대하여 의사와 약사에게 물어본다. 상표를 표시하고 물품을 보관한다. 또한 당신이 위험한 물질과 접촉할 수 있는 상태에서 일을 하거나 휴식을 취하는 동안 장갑, 보호안경, 마스크와 같은 알맞은 보호장비를 착용해야 한다.

3. 벌레 등에 물리거나 쏘였을 때

1) 벌 레

벌레의 침은 고통스럽지만 치명적이지는 않다. 소수의 사람들은 벌레 침에 대하여 심한 알러지 반응을 보인다. 이 알러지 반응은 구조호흡이 필요한 응급상황을 초래할 수도 있다.

만약 어떤 사람이 벌레에 쏘였다면 침을 제거한다. 손톱이나 플라스틱 카드 또는 핀셋을 사용한다면 독물낭이 아닌 침을 꽉 잡는다.

비누나 물로 그 부위를 씻고 깨끗이 유지하기 위해 상처부위를 드레싱한다. 통증과 붓는 것을 감소시키기 위해 그 부위에 냉찜질을 한다.

2) 독 사(毒蛇)

독사는 바위, 통나무, 어떤 나무의 껍질에 살면서 밤에는 매우 활동적이다. 사망시킬 수 있는 독침을 가진 독사는 단지 몇 종류이다. 뱀에 물렸을 때 상처를 씻고 부상부위를 고정시킨다.

3) 야생동물(野生動物)

119나 응급의료기관에 전화한다. 가능하면 물린 부위를 심장보다 낮게 하여 안정시킨다. 상처를 깨끗이 씻는다. 물린 부위를 고정하고, 가능한 빨리 의사에게 항독처치를 받도록 한다. 야생동물에 물린다는 것은 감염과 피부조직의 손상을 초래할 수 있다.

4) 광견병(狂犬病)

가장 심한 경우는 광견병이다. 광견병은 스컹크, 박쥐, 너구리, 고양이, 개, 소, 여우같은 병에 걸린 동물의 침을 통해 전이될 수 있다.

광견병이 있는 동물은 이상하게 행동한다. 예를 들어 너구리 같이 보통 밤에 활동적인 동물이 낮에 활동적일 수 있다.

사람을 피하려고 노력하는 야생동물이 당신에게 달려들 수 있다. 미친 동물은 침을 질질 흘릴 수도 있고, 부분적으로 마비되거나, 성질을 부리거나 물거나 이상하게 조용할 수도 있다. 야생동물을 껴안거나 음식을 주지 말고 죽은 야생동물의 신체와 접촉하지 않는다.

만약 치료를 안하면 광견병은 치명적이다.

광견병을 유발할 수 있는 동물에 물린 사람은 응급치료를 받아야 한다. 광견병을 예방하기 위해 환자는 광견병과 싸우도록 면역성을 만들어 주는 백신주사를 맞아야 한다.

만약 어떤 사람이 동물에 물렸다면 구조자도 안전하게 대처하고 그 환자를 동물로부터 옮긴다. 동물을 잡으려하지 않는다.

만약 상처가 위험하지 않다면 상처를 비누나 물로 씻는다.

그 다음 출혈을 조절하고 드레싱을 사용한다. 만약 동물이 광견병을 앓고 있다고 의심되면 응급처치를 받고, 감염의 증상을 파악한다. 만약 상처에 심한 출혈이 있다면 먼저 출혈을 조절하며, 상처를 닦지 않는다.

5) 독 침(毒針)

해양생물에 쏘이는 것은 고통스러울 뿐만 아니라 병들게 할 수도 있다. 신체반응은 마비와 마찬가지로 호흡과 심장에 문제를 유발할 수 있는 알러지 반응이 있다. 가능한 한 빨리 물에서 그 사람을 옮긴다. 만약 무엇이 환자를 쏘았는지 모르거나 해양 동물의 독침에 알러지 반응 경력이 있거나 얼굴과 목에 쏘였거나 호흡하기가 힘들다면 119에 전화한다.

독침이 해파리, 해양말미잘, 전기해파리에 의한 것이라면 가능한 한 빨리 식초로 부상 부위를 흠뻑 젖게 한다. 식초는 독소를 감소시키는데 가장 효과적이지만 알코올을 사용할 수도 있다.

상처를 문지르지 말고 깨끗한 물이나 암모니아를 사용한다.

독침이 가오리, 성게, 가시가 많은 물고기에 의한 것이라면 수돗물로 상처를 씻는다. 바닷물을 사용할 수도 있다.

부상부위를 고정시키고 30분 동안 또는 고통이 사라질 때까지 견딜 수 있을 만큼 흠뻑 젖게 한다. 만약 뜨거운 물을 사용할 수 없다든지 모래가 충분히 뜨겁다면 뜨거운 모래로 그 부위를 감싸는 것도 유사한 효과를 얻을 수 있다. 그 다음 상처를 깨끗이 하고 붕대를 사용하고, 감염의 증상이 있는지 주목하고 파상풍 주사가 필요한지 결정하기 위하여 의사에게 확인한다.

숲이나 풀이 우거진 장소에 있을 때 다음 지침을 잘 따르면 벌레, 거미, 진드기, 뱀에 물리거나 쏘이는 것을 예방할 수 있다.

▷ 긴소매 상의나 긴바지를 입는다.
▷ 양말이나 신발 속으로 바지를 넣는다.
▷ 상의를 바지 속에 넣는다.
▷ 작은 벌레나 진드기를 쉽게 볼 수 있도록 밝은 색의 옷을입는다.
▷ 어떤 것도 속옷으로 들어가지 못하도록 양말에 바지를 고정시키는데 고무 밴드나 테이프를 사용한다.
▷ 숲과 들판을 다닐 때 사람들이 지나간 자국의 중앙으로 다니고, 덤불과 키가 큰 풀을 피하라.
▷ 오랫동안 밖에 있다면 여러 번 자신을 확인하며, 특히 목의 뒷부분과 머리털 부위를 확인한다.
▷ 뱀이 서식하는 곳으로 가지 않는다.
▷ 튼튼한 등산화를 신는다.
▷ 외출할 때 애완동물을 데리고 가면 벌레들을 물리치는 방충제를 사용하고 가끔 진드기에 대비하기 위해 애완 동물을 확인한다.
▷ 숲이나 풀이 많은 지역에 오랫동안 머무를 경우 또는 그 지역이 벌레, 진드기가 많이 있다면 방충제를 사용하는 것이 좋다.

4. 독성 식물에 의한 중독

보통 옻나무와 같은 독성식물이 어떤 것인지 구별하기 어렵다. 독성식물의 수액은 공기에 노출되면 몇 분 내에 갈색으로 변하고 다음날에는 검게 된다. 독성식물에 노출되었다면 즉시 노출된 피부를 깨끗이 닦는다. 만약 가려움이나 발진의 증세가 있으면 비누와 찬물로 나무진을 씻어내고 충분한 양의 알코올로 닦아낸다. 이 때 탈지면에 알코올을 묻혀 닦아내지 않거나 알코올을 너무 적게 사용한다면 나무진이 오히려 피부에 더 번지게 된다.

▷ 긴소매나 긴바지를 입는다.

▷ 양말이나 신발속으로 바지를 넣는다.

▷ 상의를 바지 속에 넣는다.

▷ 어떤 것도 속옷으로 들어가지 못하도록 양말에 바지를 고정시키는데 고무밴드나 테이프를 사용한다.

▷ 오랫동안 밖에 있다면 여러 번 자신을 확인하라. 특히 목의 뒷부분과 머리털 부위를 확인한다.

제 8 장

열(熱)과 냉(冷)에 의한 손상

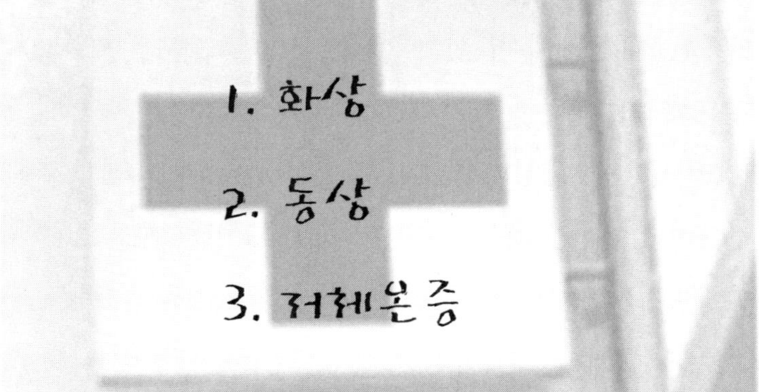

1. 화 상(火傷)

화상은 열에 의해 생긴 경우가 많다. 그러나 화학물질로 인한 화상도 있다. 전류도 신체의 내부 및 외부적으로 화상을 입힐 수가 있다.

태양의 복사열도 피부가 햇볕에 타게 한다. 먼저 화상은 피부의 외피층을 파괴한다. 화상이 계속된다면 피부의 두번째 층에 부상을 입히거나 파괴한다. 화상이 피부를 벗겨지게 하면 감염과 신체로부터 나오는 체액손실의 원인이 된다. 그리고 신체의 체온을 조절하는 기능을 손상시킬 수도 있다.

피부 외피층과 관련된 화상은 통증이 가장 약하다. 피부는 붉고 건조해진다. 이런 화상은 보통 5~6일 후에 낫고 흉터는 남지 않는다. 더 심한 화상은 피부가 붉어지거나 물집이 생긴다. 이 경우 통증이 있으면 종종 붓는다. 어떤 화상은 아래에 있는 모든 피부층과 조직을 파괴시킨다. 이런 화상은 상처부위가 갈색이 되거나 거무스름하게 보이기도 한다. 아래에 있는 조직들은 하얗게 보일 수도 있다. 이런 화상은 놀랍게도 신경의 끝부분이 파괴되었기 때문에 고통이 없을 수도 있으나 치명적이다.

치명적인 화상은 생명이 위험할 수도 있기 때문에 즉각적인 응급처치가 필요하다. 화상이 발생한 후 정도가 얼마나 심한지 말한다는 것은 어렵다. 만약 화상환자가 호흡하는데 어려움이 있고 신체의 많은 부분에 화상을 입었다면 119나 응급의료기관에 전화한다.

환자가 머리, 손, 발, 생식기에 화상을 입었다면 전화한다.

화학물질, 폭발, 전기로 화상을 입었다면 즉시 전화한다.

불꽃과 뜨거운 액체로 인해 화상을 입은 사람은 응급처치가 필요하다.

불꽃과 뜨거운 액체에 의한 화상은 옷이 피부와 접촉해서 열을 유지하기 때문에 심각하다. 어떤 직물은 피부에 용해되거나 달라붙는다. 처음에는 경미하게 보이나 계속 악화될 수 있다.

1) 화상의 종류

① 1도 화상

이 화상은 피부의 외피층만이 화상을 입은 것으로, 피부는 붉고 건조해지며 고통스럽다. 부어오를 수도 있다. 대부분의 일광 화상이 표면화상이다. 표면화상은 특별한 흉터 없이 5~6일 정도면 낫는다.

② 2도 화상

이 화상의 경우는 피부가 붉어지고 물집이 생기며 피부가 축축해진다. 고통스럽고 붓는다. 이 경우 보통 3~4주 경과하면 치유되며, 흉터가 생길 수도 있다.

③ 3도 화상

이 화상은 피부의 모든 층을 파괴하고 지방, 뼈, 신경 등 밑에 있는 조직까지도 파괴한다. 상처부위가 갈색이 되거나 거무스름하게 보인다. 아래 있는 조직들은 하얗게 보일 수도 있다.

이런 화상은 고통이 아주 심하거나 신경의 끝부분이 파괴되어 오히려 고통이 없을 수도 있다.

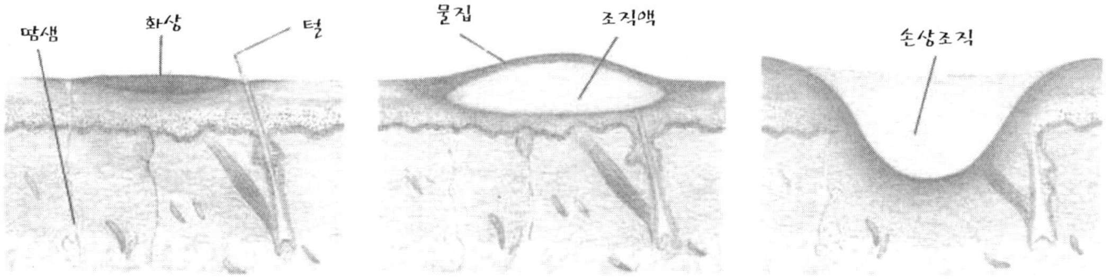

표피 화상

피부의 겉층만 화상을 입은 상태로, 피부가 벌게지며, 붓고, 아프다. 대표적인 예로는 가볍게 볕에 탄 경우나 뜨거운 차나 커피를 쏟아서 덴 경우이다. 표피 화상은 1차 처치만 잘하면 잘 낫고, 심한 경우가 아니면 의사가 필요 없다.

중증도 화상

피부층 일부분을 손상시키는 화상은 의사의 치료를 받아야 한다. 피부가 생살처럼 보이고 물집이 잡힌다. 대개는 잘 낫지만 범위가 넓으면 심각 할 수도 있다. 중증도 화상이 체표면적의 50%를 넘으면 생명이 위험하다.(노인이나 소아의 경우 더 적어도 위험하다.)

심부 화상

피부의 모든 층이 화상을 입는다. 피부를 지나 신경, 근육, 지방층도 다칠 수 있다. 피부는 창백하고 매끈해 보이며, 때로 까맣게 탈 수도 있다. 정도에 상관없이 즉시 의사의 치료를 받아야 하며 대개 전문의가 필요하다.

그림 8-1 화상의 깊이

2) 응급처치

화상을 치료하기 위해서는 기본적인 단계를 따른다.

먼저 화상의 원인을 제거하고 옷에 붙어있는 불꽃을 꺼야만 한다.

열을 보유할 수 있는 반지, 시계, 보석, 벨트를 모두 벗긴다.

다음 화상부위를 물로 차갑게 만들고, 뜨거운 스토브를 만져 화상을 입은 손가락같이 심하지 않은 경우를 제외하고는 얼음을 사용하지 않는다.

몇 분 동안 화상부위를 차갑게 한 후 감염을 막기 위해 마르고 깨끗한 드레싱으로 화상부위를 덮고, 붕대는 느슨하게 한다. 화상부위에 압박을 가하지 않는다.

연고를 바르지 않는다. 연고로 인해 열이 밖으로 발산할 수가 없어서 고통을 경감시킬 수 없기 때문이다.

버터나 기름 같은 민간요법을 사용하지 않는다.

감염의 원인이 될 수 있다. 물집을 터뜨리지 말고, 손상되지 않은 피부가 감염되지 않도록 유지한다. 터진 물집이 있는 화상은 물과 비누로 씻고 깨끗하게 유지한다.

환자가 호흡하는데 문제가 없다면 심한 화상을 입은 환자를 눕힌다.

옷이 화상 입은 피부에 붙어 있다면 떼지 않는다. 화상부위를 심장보다 높게 올리고, 화상 환자들은 쉽게 체온이 떨어지므로 바람으로부터 보호하고 건조하게 유지한다.

3) 그 밖의 화상

▷ 액체 화학물질에 의한 화상

청정제, 잔디와 정원소독제, 페인트 제거제, 가구표백제와같은 여러가지 가정용품들이 있다. 화학성분이 강할수록접촉이 길수록 화상은 더 심각해진다. 화학물질이 피부에 오래있는 만큼 화상은 계속 진행된다.

가능한 한 빨리 피부에서 화학물질을 제거하고 119나 응급의료기관에 전화한다.

피부나 눈에 대한 액체 화학 물질의 화상은 흐르는 차가운물로 씻어낸다. 부상자가 입고 있는 화학물질이 묻은 옷을 벗도록 하며, 한쪽 눈이 화학물질이 흘러 들어가지 않도록하기 위해 감염된 눈만 씻어낸다. 마른 화학물질로 인한 화상은 장갑을 낀 손, 솔, 수건으로 털어낸다.

▷ 전기 접촉에 의한 화상

전기화상은 사람이 전기와 접촉을 하는 어느 곳이면 어느 곳에서든지 발생한다. 전선, 번개, 불완전한 가정용 전기장비, 무방비의 전기도구 등과의 접촉을 통해 신체에 전기가 흐를 수 있다.

통증은 신체가 전류와 얼마나 오래 접촉했는가? 와 전류의형태, 신체를 통해 지나간 방향에 달려있다.

이런 화상은 깊을 수도 있다. 부상자는 전류에 의한 화상과 전력에 의한 화상을 입을 수 있다. 이런 상처들은 위험이 따르지 않을 것처럼 보일지라도 상처 아래에 있는 조직을 심하게 손상시킬 수 있다.

전기가 꺼졌다고 확신할 때까지는 전기로 부상을 입었다고 생각되는 환자곁에 결코 다가가지 않는다. 전선이 늘어져있다면 소방서나 전기회사에 연락하고 기다린다.

늘어진 전선이 자동차 아래에 있거나 차를 가로질러 있을때 자동차 안에 사람이 있다면 사람들에게 움직이지 말고 그대로 있으라고 말한다.

전기화상에서 화상 자체가 중요한 문제는 아니다.

환자가 의식이 없다면 호흡과 혈액순환을 확인한다.

골절과 같은 다른 부상을 확인하고 머리, 목, 척추 부상이있을 수도 있으므로 환자를 옮기지 않는다.

마른 무균 드레싱으로 전기 화상부위를 보호한다.

감전사가 있거나 화상이 깊거나 고통을 느끼지 못하는 신경손상의 가능성이 있기 때문에 화상부위를 물로 차갑게 하지않는다. 환자의 몸이 차가워지지 않도록 보호한다.

▷ 태양열에 의한 화상

태양으로부터 나온 복사열은 물집이 생길 정도로 고통스런 화상의 원인이 될 수 있다. 화상부위를 차갑게 한다.

환자는 태양으로부터 벗어남으로써 더 이상의 손상을 입지않도록 화상부위를 보호할 수 있다. 직사광선에서 시간을 보내야 한다면 화상을 예방할 수 있는 로션과 크림을 바르는 것이 현명하다.

2. 동상(凍傷)과 저체온증(低體溫症)

동상과 저체온증은 추위와 관련된 응급상황의 두 가지 경우이다.

동상은 추위에 노출된 신체부위가 어는 경우이다. 공기의 온도, 노출된 시간, 바람에 따라 고통의 정도가 다르다.

동상은 손가락, 손, 팔, 발가락, 발, 다리 손실의 원인이 될 수있다.

동상 걸린 부위가 차갑고 창백하게 색깔이 없어지거나 감각부족증상이 나타난다.

1) 동 상(凍傷)

동상을 예방하기 위해서는 옷을 충분히 입어 몸의 열이 식지 않도록 보호한다. 신체의 일부분이 찬 공기에 노출되었으면 잘 문질러서 혈액순환을 촉진하고 체온을 유지하거나 다른 옷으로 덮어서 보온한다. 그리고 동상을 입기 쉬운 부위, 즉 손이나 발가락, 귀 등은 빈번히 움직이고 문질러주는 것이 좋다.

① 부분 동상(部分凍傷)

동상을 치료하기 위해 그 부위를 부드럽게 다룬다.

동상에 걸린 부위를 문지르지 않는다. 문지르는 것은 피부를 더 손상시키는 원인이 될 수 있다. 대신에 체온보다 따뜻하지 않은 물에 동상에 걸린 부위를 푹 젖게 하여 그 부위를 따뜻하게 한다.

동상에 걸린 부위가 붉게 보이거나 따뜻함을 느낄 때까지 따뜻한 물에 담근 후, 마른 무균 드레싱을 대고 붕대로 느슨하게 감는다. 손가락이나 발가락이 동상에 걸렸다면 그 사이에 탈지면이나 가제를 댄다.

어떤 물집도 터뜨리지 말고, 가능한 한 빨리 응급처치를 받는다.

② 전신 동상(全身凍傷)

오랜 시간 냉기에 접하면 전신동상에 걸린다. 운동이 곤란해지고 감각이 없어지며 참을 수 없을 정도의 졸음이 온다.

걸음이 산만해지고 눈이 둔해지며 나중에는 실신하여 의식을 잃게 된다. 호흡이 없으면 구조호흡을 시작한다. 되도록 빨리 따뜻한 방으로 데려 가고, 속히 따뜻한 물에 온몸을 담그거나, 담요같은 따뜻한 것으로 온 몸을 감싼다.

의식이 있으면 따뜻한 음료를 마시게 하고 안정시킨다.

2) 저체온증(低體溫症)

저체온증은 신체가 몸을 따뜻하게 유지하지 못하여 신체가 차가워지는 것이다. 치료를 받지 않는다면 죽을 수도 있다. 저체온증의 증세는 오한, 감각상실, 흐릿한 시력, 무관심, 의식상실 등이 있다. 환자의 체온이 유지되도록 주변온도를 따뜻하게 하여야 한다.

난방상태가 좋지 않은 상태에 살고 있는 노년층은 저체온증 상태가 될 확률이 높다. 집이 없거나 병든 사람들은 더 위험하다.

알코올같이 추위에 대한 신체의 정상적인 반응을 방해하는 물질은 더 쉽게 저체온증이 나타난다. 당뇨병, 심장질환과 같은 순환계를 손상시키는 질병은 저체온증을 더 쉽게 나타나도록 만들 수 있다. 오랫동안 젖은 옷을 입거나 차가운 물속에 있는 사람은 저체온증이 더 쉽게 나타날 수 있다.

저체온증에 대한 처치는 생명이 위험한 질병에 대한 처치와 함께 시작한다.

▷ 119나 응급의료기관에 전화한다.

▷ 환자를 편안하게 하고, 젖은 옷을 벗기고 몸을 말린다.

▷ 담요로 감싸거나 마른 옷을 입히거나 따뜻한 장소로 옮기고 신체를 점차 따뜻하게 해 준다.

▷ 열 패드나 열이 발생하는 도구를 대고 열에 데지 않도록 환자와 열이 발생하는 도구사이에 보호대를 유지한다.

▷ 환자가 움직일 수 있으면 따뜻한 음료를 준다. 그러나 따뜻한 물에 담그는 등 갑자기 환자를 따뜻하게 하지 않는다.

▷ 신체를 갑자기 따뜻하게 하는 것은 위험한 심장질환의 원인이 된다.

▷ 부드럽게 다룬다.

▷ 심한 저체온증의 경우에 의식을 잃을 수도 있다.

▷ 호흡이 느려지거나 멈출 수도 있다. 맥박이 느리고 불규칙적일 수도 있다. 이런 상황에서 혈액순환의 징후를 확인해야만 한다.

▷ 근육이 단단해져 뻣뻣함을 느낄 수 있다.

제 9 장

구조호흡과 심폐소생술

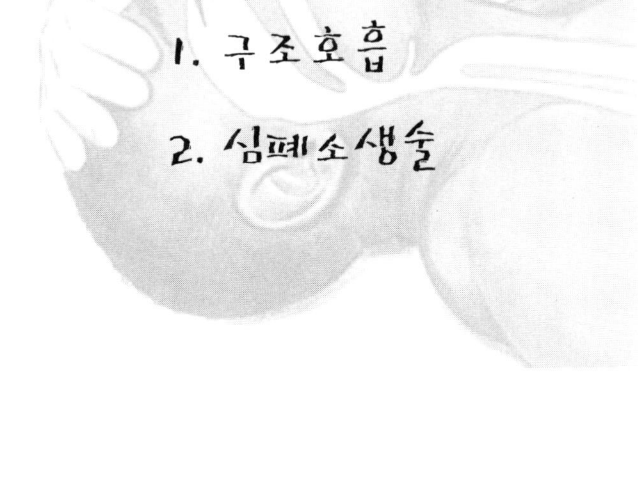

1. 구조호흡

2. 심폐소생술

1. 구조호흡(救助呼吸)

1) 호흡계(呼吸系)

호흡, 즉 숨을 쉰다는 것은 호흡기에 의하여 공기가 폐속으로 흡입되고 폐로부터 배출되는 작용이다.

호흡에 의하여 피는 공기 중의 산소를 공급받고, 이산화탄소, 수분 및 그 밖의 여러가지 가스를 배출한다.

호흡은 성인의 경우 1분간 약 17회 하는데, 건강 · 연령 · 운동 등의 조건에 따라 1분간 12~25회까지의 차이가 생긴다. 호흡기 계통에는 코 · 입 · 인후 · 기관 · 기관지 및 폐가 있다.

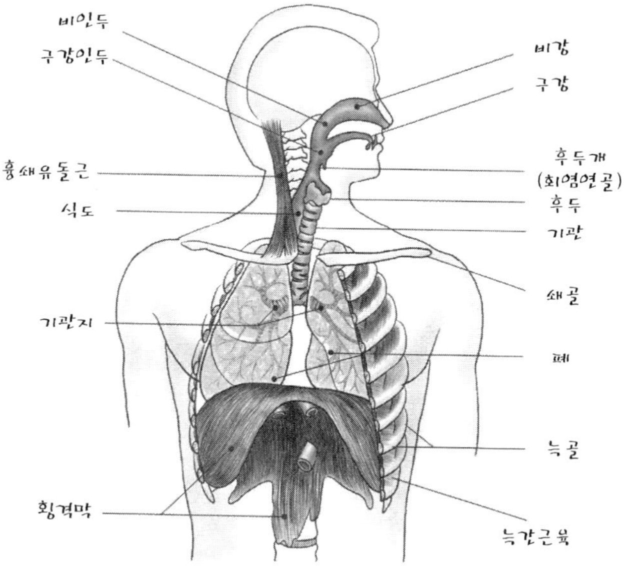

그림 9-1 호흡기의 모형도

호흡은 일반적으로 입으로 하는 것이 아니라 코로 하는 것인데, 공기가 코를 지나는 동안에 따뜻해지고 깨끗해지며 축축해진 다음에 후두를 지나서 기관에 들어간다.

기관은 후두개에 의하여 보호된다. 즉 음식물을 삼킬 때는 언제나 기계적으로 기관을 막아 음식물이 기관속으로 들어가는 것을 막는다.

의식이 없는 사람은 이 후두개의 작용이 충분하지 못하여 음식물이 기관속에 들어가 질식하는 일이 있다. 또한 의식이 없는 사람이 반드시 누워 있을 경우에는 하악골이 처짐에 따라 인후부의 기도를 눌러 공기의 유통을 막게 되며, 때로는 그의 혀가 기관을 막아 호흡을 못하는 일이 있다.

기관은 약 5㎝쯤 내려가서 둘로 나누어져 기관지를 이루며, 두 기관지는 양쪽 폐에 하나씩 붙어 있다.

기관지는 폐에 들어가 나뭇가지처럼 아주 가늘게 나뉘어져 나중에는 폐의 기포에까지 이른다.

기포벽은 얇은 모세관으로 쌓여 있다.

이 모세관의 벽은 대단히 얇아서 기포안의 공기에 섞인 산소가 이 벽을 통하여 모세관의 피에 흡수되고 동시에 이산화탄소나 그 밖의 폐기물이 모세관 벽을 통하여 폐포속에 배설된다.

호흡은 뇌의 호흡중추의 지령에 의하여 작용된다.

피 속의 이산화탄소의 농도가 어느 정도까지 짙어지면 이산화탄소는 이 호흡중추를 자극하고 호흡중추는 흉부의 근육신경을 자극하여 흉부의 근육으로 하여금 늑골을 끌어올리게도 하고 내리게도 한다. 그와 동시에 신경충동이 횡경막에 이르러 횡경막으로 하여금 수축하게 하든가 또는 이완하게 된다. 이에 따라 흉곽은 넓어지고 공기는 콧구멍을 통하여 들어가서 폐에 가득 찼다가 근육이 느슨해져 흉곽은 본래의 상태로 되돌아가며 따라서 공기는 폐로부터 배출된다.

2) 호흡의 응급상황과 원인

정상적인 호흡을 할 수 없거나 호흡이 약해져 충분한 공기를 흡입할 수 없을 때 이를 호흡이상이라 한다.

계속 산소를 공급해주지 않으면 4~6분 뒤에 뇌사가 시작될 것이며, 이때 바로 구조호흡을 해야 생명을 유지할 수 있다.

구조호흡은 호흡정지나 호흡이 부적절한 환자의 폐 속으로 공기를 불어 넣어 주는 방법이다.

구조호흡으로 환자에게 흡입시켜 주는 공기에는 16%의 산소를 함유하고 있는데, 이는 환자의 생명을 유지시키기에 충분한 것이다.

호흡이상은 감전, 익수, 쇼크, 가스질식, 가슴이나 폐의 부상 및 특정 의약품에 의해 생길 수 있으며, 거의 기도에 장애가 발생하였을 때 일어난다.

기도장애는 구조적 장애와 물리적 장애의 두 가지 형태로 분류된다.

구조적 장애는 혀가 뒤로 물러나 목구멍 뒤쪽을 막아 기도를 막을 때와 목의 타격을 받거나 화상, 알레르기, 벌레에 쏘이거나 물렸을 때, 중독 및 특정 질환 등으로 인해 목이 부어 기도를 막을 때를 말한다.

또한 물리적 장애는 딱딱한 물질이나 유동물질이 기도를 막을 때 일어난다.

3) 구조호흡

① 현장 조사 / 연락 / 의식유무 확인

☞ 현장이 안전한가? 를 조사한다.

☞ 환자의 의식 확인을 위해 어깨를 두드린다.

☞ 처치원이 "괜찮습니까?" 하고 큰소리로 묻는다.

☞ 반응이 없으면 119나 응급의료기관에 연락을 취한다.

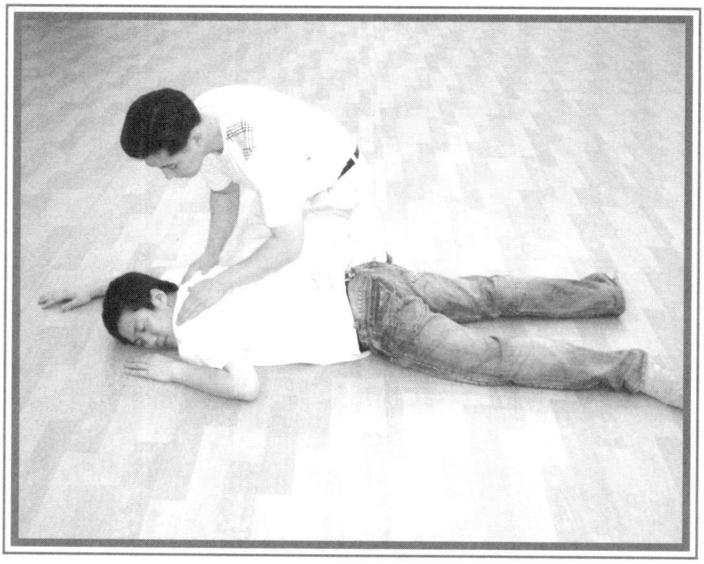

② 1차 호흡확인

☞ 환자의 자세는 그대로 유지하고, 환자의 얼굴 가까이대고 10초간 호흡을 확인한다.

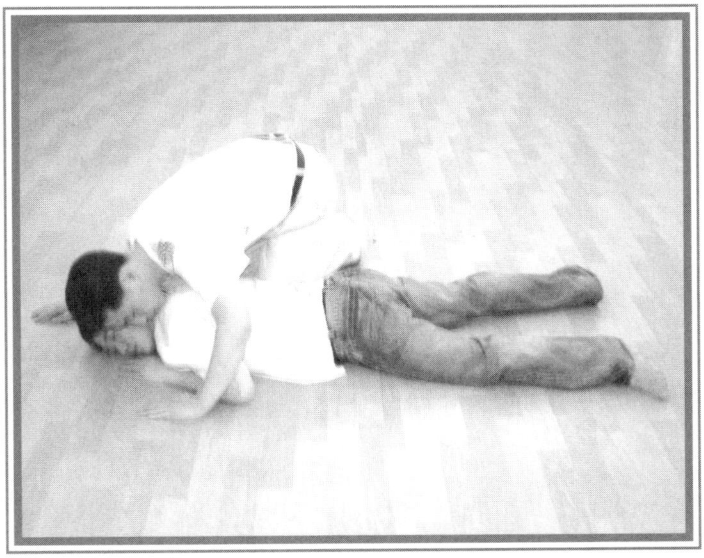

③ 환자의 자세교정

☞ 환자를 똑바로 눕혀 신체의 뒤틀림이나 부상의 악화를 방지한다.

☞ 환자의 엉덩이와 어깨 중간쯤에서 환자의 얼굴을 보며 무릎을 꿇고 앉는다.

☞ 필요할 경우 환자의 두 다리를 곧게 펴고, 환자의 팔을 구조자쪽으로 당겨 환자의 머리위로 뻗어 놓는다.

☞ 몸을 굽혀 한 손은 환자의 어깨에 다른 한 손은 환자의 엉덩이를 잡고 천천히 구조자쪽으로 끌어당기며 환자를 똑바로 돌려 눕힐 때 어깨를 잡았던 손으로 환자의 목과 머리와 뒷부분을 받친다.

☞ 구조자쪽에 있는 환자의 팔을 환자 옆구리와 나란히놓는다.

☞ 환자의 자세교정은 가능한 한 신속하게 10초 이내에 마쳐야 한다.

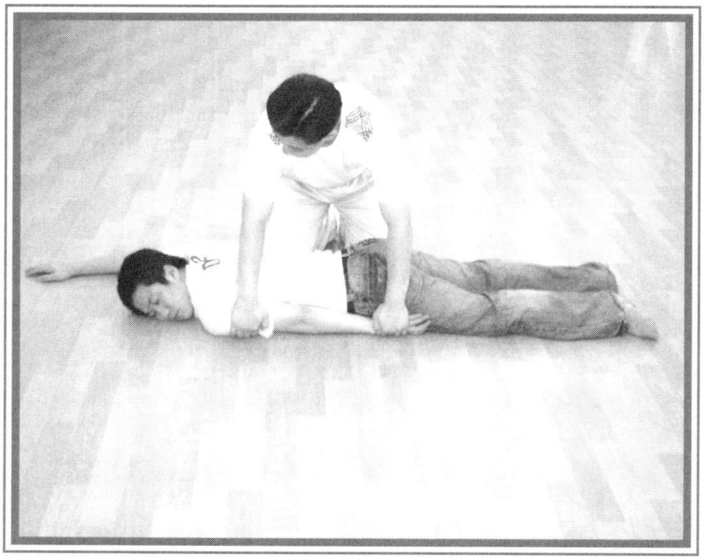

④ 기도개방(머리 뒤로 젖히기 / 턱 끌어올리기)

☞ 환자의 머리쪽에 있는 구조자의 손을 환자의 이마위에 얹고 손바닥으로 눌러 머리를 뒤로 젖힌다.

☞ 다른 손의 손가락을 환자의 아래턱뼈 밑에 대고 턱을앞으로 90°정도 끌어올려 기도를 열어준다.

☞ 위아래의 이가 거의 맞닿을 정도까지 턱을 끌어올린다.

이때 환자의 입이 닫히지 않도록 하며, 턱밑의 연한조직이 눌려 기도가 막힐 수 있으니 그 부위가 눌리지 않도록 한다.

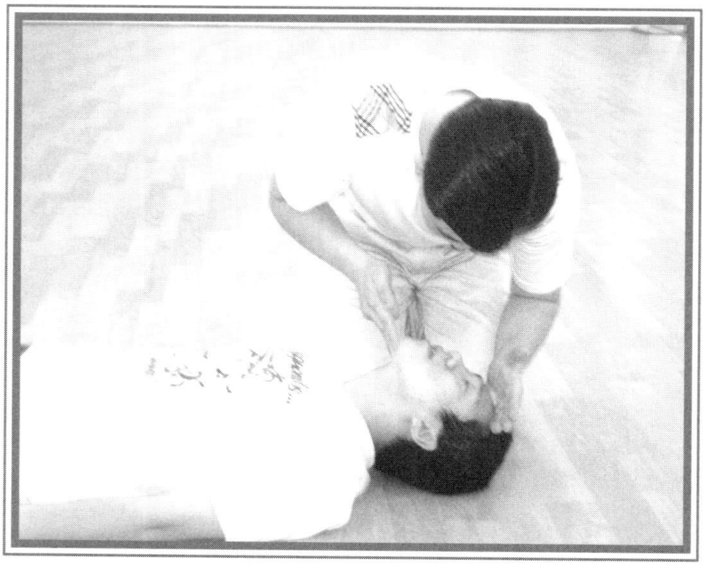

⑤ 2차 호흡확인

☞ 기도 개방을 유지하고 환자의 입과 코 가까이 귀를 대고 환자의 가슴을 본다.

☞ 환자의 가슴이 오르내리는지 살펴보고 호흡을 하는지 들어보고 코와 입에서 공기가 나오는지 10초간 확인한다.

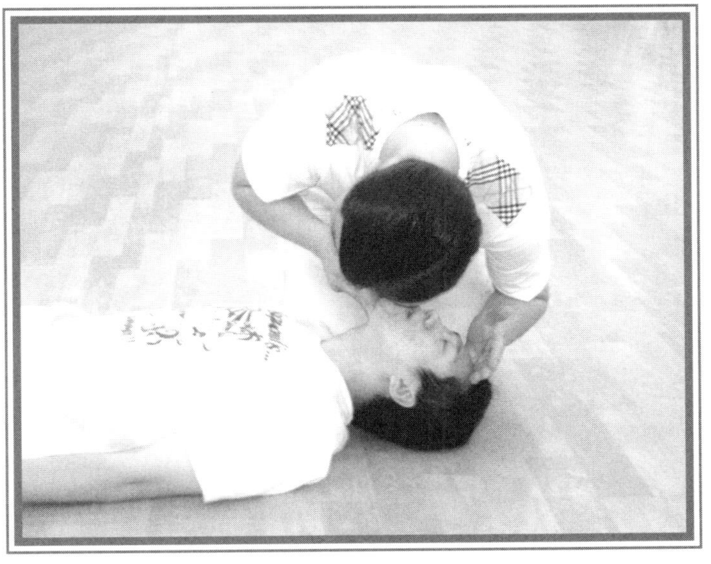

⑥ 두 번 충분히 불어넣기

☞ 기도개방을 유지하고 이마에 얹은 손의 엄지와 검지손가락으로 코를 막는다.

☞ 공기를 깊게 들이마시고 입을 크게 벌려 환자의 입언저리에 입술을 밀착시킨다.

☞ 두 번 충분히 불어넣기를 매회 2초간 실시한다.

☞ 불어넣는 사이에 구조자 자신의 호흡을 한다.

☞ 구조자의 귀를 환자의 코에 대고 환자 가슴의 오르내림을 지켜본다.

☞ 공기가 나감을 보고, 듣고, 느낀다.

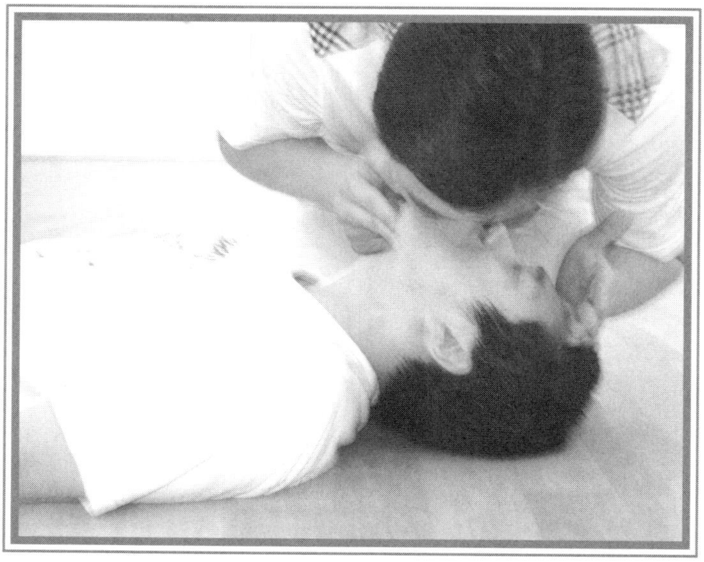

⑦ 맥박 확인

☞ 한손으로 환자의 이마를 눌러 머리를 뒤로 젖힌 상태에서 다른 손의 검지와 중지를 목젖에 놓고 두 손가락을 구조자쪽으로 미끄러지듯이 움직여 목 옆쪽의 근육과 기관사이의 움푹 들어간 곳에 있는 경동맥을 찾는다.

☞ 손끝으로 부드럽게 눌러 10초간 호흡과 경동맥을 확인한다.

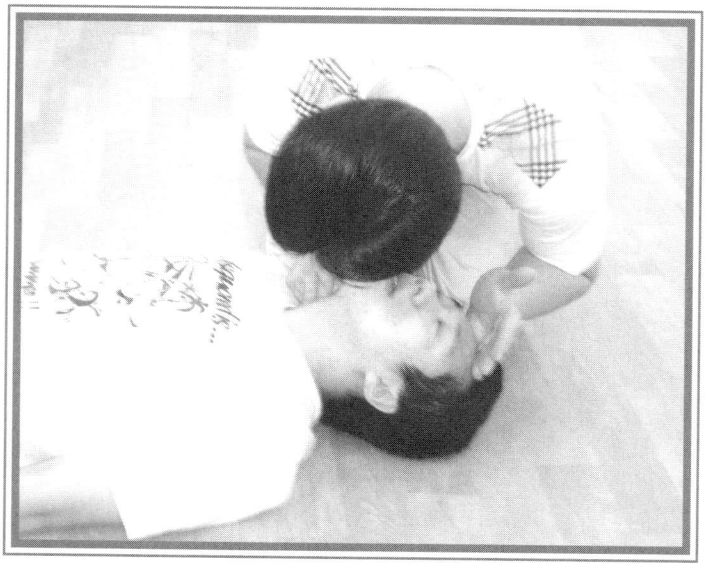

※ 경동맥의 맥박을 느껴보도록 권장하는 이유

◈ 구조사가 구조호흡을 하기 위하여 환자의 머리 가까이 있을 때 목부분의 경동맥을 찾기 쉽다.

◈ 경동맥은 큰 동맥이어서 누구나 쉽게 느낄 수 있다.

⑧ 규칙적으로 불어넣기 시작

☞ 맥박 확인 후 맥박이 있고 호흡이 없으면 즉시 규칙적으로 불어넣기를 실시한다.

☞ 5초마다 한 번씩 불어넣기를 하되 2초간에 걸쳐 충분히 불어 넣는다.

☞ 환자 가슴의 오르내림을 지켜보며 공기가 나가는 것과 호흡이 회복되는지를 듣고 느낀다.

☞ 1분간 계속한다.(약 12회 정도)

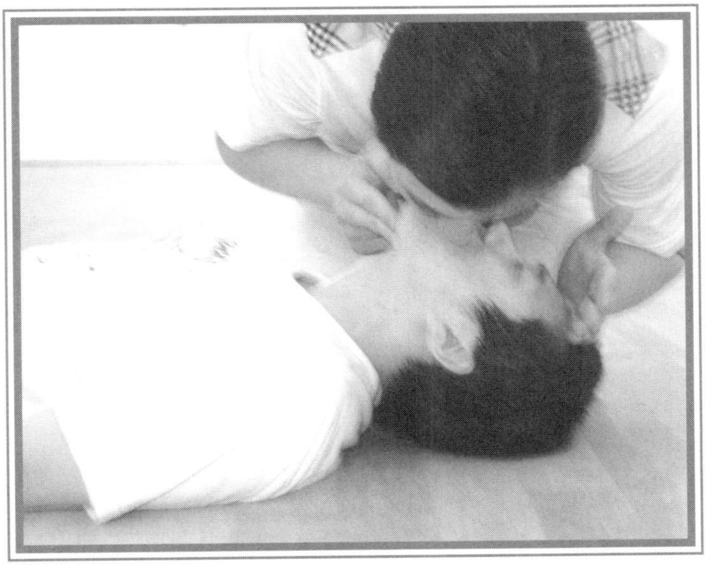

⑨ 맥박 재확인

☞ 기도개방을 유지한다.

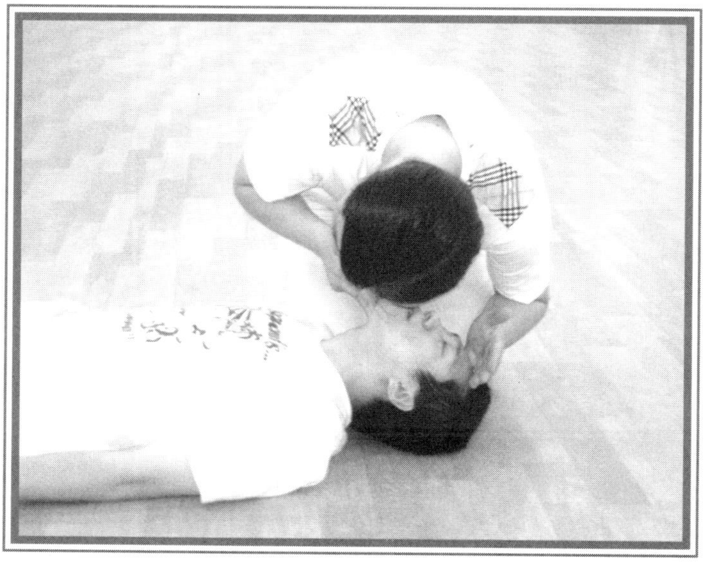

⑩ 규칙적으로 불어넣기 / 맥박확인 반복

☞ 머리 뒤로 젖히기 / 턱 끌어올리기로 기도개방을 유지한다.

☞ 5초마다 한 번씩 불어넣기를 한다.

불어넣는 시간은 2초간에 걸쳐 충분히 불어 넣는다.

☞ 1분 간격으로 맥박을 재확인한다.

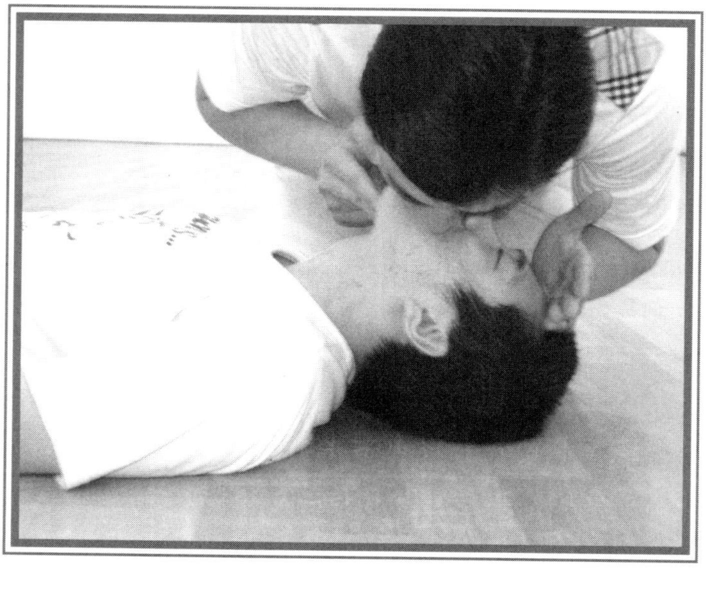

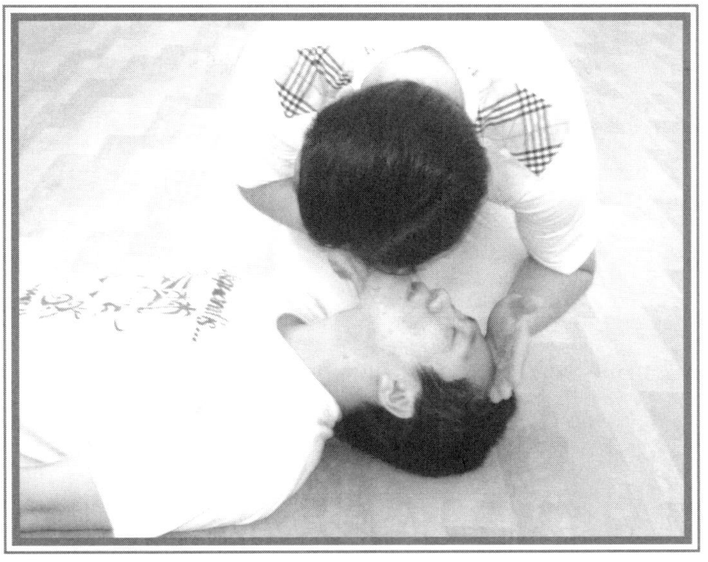

2. 심폐소생술(心肺蘇生術)

1) 순환계(循環系)

혈액은 심장의 박동에 의해 전신을 쉬지 않고 돈다. 심장은 동맥을 통하여 피를 보내어 모세관에 이르게 한다. 그 다음엔 정맥을 통하여 피는 심장에 다시 돌아오게 된다. 전신을 돌고 심장에 돌아온 피는 심장으로부터 폐에 가며, 폐에서 다시 심장으로 돌아와 다시 전신을 돈다.

피는 이와 같은 과정을 쉴 사이 없이 반복 순환한다.

① 심 장(心臟, heart)

심장은 속이 비어 있는 근육기관으로써 양 폐사이의 흉골 뒤쪽에 그리고 오른편 보다 왼편에 더 가까이 자리 잡고 있으며, 펌프작용을 한다.

소순환 동맥으로 피를 폐에 운반, 이산화탄소를 버리고 신선한 산소를 취하여 소순환 정맥을 통하여 심장에 가져오고, 이 피를 펌프작용에 의해 동맥을 거쳐 온몸의 모세관에 보내고 거기서 영양과 산소를 체세포에 나누어 준다.

모세관으로부터 피는 다시 이산화탄소와 그 밖의 노폐물을 가지고 정맥을 통하여 심장으로 돌아온다.

성인의 심장은 1분간 평균 72회 정도 뛰고, 어린이들은 좀 더 많이 뛴다.

② 동 맥(動脈, artery))

동맥은 피를 심장으로부터 옮기며, 신체표면에 가까이 있는 동맥은 손상을 받을 염려가 많지만 몸속에 깊이 들어있는 동맥은 손상을 받는 일이 드물다. 동맥에 손상을 입으면 상처로부터 많은 피가 내뿜듯이 나온다.

③ 맥(脈, pulse)

신체의 여러 곳에서 피부에 가까이 있는 동맥의 맥박을 느낄 수가 있는데 이것을 "맥" 이라고 한다. 맥은 목과 손목에서 가장 잘 느낄 수가 있다.

맥을 짚을 때는 조용히 세 손가락(검지, 중지, 약지)을 팔목에 대며 엄지손가락은 사용하지 않는다.

④ 모세관(毛細管, capillary)

모세관은 동맥의 맨 끝에 있는 아주 가느다란 혈관이다.

⑤ 정 맥(靜脈, vein)

모세관이 서로 결합하여 더 큰 혈관이 정맥을 이루고, 이 정맥은 또 합류하여 더 큰 정맥을 이룬다. 정맥은 피를 심장에 보내는 통로이다.

정맥내의 혈압은 동맥내의 혈압보다 낮으며 정맥에는 맥박이 없다.

정맥은 신체표면에서도 많이 볼 수가 있으나 대부분의 동맥곁에는 하나 또는 둘의 정맥이 수반되어 있다.

정맥은 동맥처럼 잘 보호되어 있지 않기 때문에 자주 손상을 입는다. 정맥으로부터 출혈은 대개 상처를 직접 압박함으로써지혈시킬 수가 있다.

⑥ 혈 액(血液, blood)

피는 빨갛고 독특한 냄새가 있으며, 찝찝하고 끈적끈적한 액체로써, 그 색은 짙은 다홍색이다.

체중이 약 50~60㎏되는 사람은 약 4,000~5,000㏄의 피를 가지고 있다. 한번에 1,000㏄이상의 피를 잃는다는 것은 건강유지에 큰 지장을 가져오게 하는 중대한 일이며, 1,500㏄이상의 피를 잃으면 사망에까지 이를 수 있다.

헌혈자는 한번에 400~500㏄정도의 피를 뽑아도 건강에는 별 지장이 없고, 채혈 후 약 2주일이면 보충된다.

혈소판은 무색구형의 작은 물체로써 출혈시에는 응고역할을 하여 자연적인 지혈이 되도록 한다.

혈장은 영양 또는 적혈구와 백혈구 등을 운반하는 맑은 노란색의 액체이다. 혈장은 노폐물을 피부, 폐, 장, 신장 등 배설기관에 운반한다.

적혈구는 현미경을 통해서만 볼 수 있다. 적혈구는 피를 붉게 보이게 하며, 폐에서 산소를 흡수하여 전신조직에 나누어준다,

백혈구는 마치 청소부와 같은 활동을 하며 병균을 몰아내고 전염병이나 독으로부터 몸을 보호하는 작용을 한다.

백혈구는 매우 작으며 적혈구처럼 많지는 않다.

피는 몸속을 돌고 있는 동안 늘 액체 상태로 돌고 있으나 공기 중에 들어날 때는 3~5분 안에 응고된다.

2) 심장 질환(心臟疾患)

심장은 산소의 계속적인 공급이 필요하다. 동맥이라 불리는 혈관은 심장에 산소가 풍부한 혈액을 공급한다. 심장병은 콜레스테롤을 함유한 지방층이 동맥을 통하여 심장에 혈액이 공급되는 것을 방해할 때 일어난다.

동맥은 유연성이 떨어지고 심장에 혈액을 원활하게 공급할 수 없다.

만약 심장에 혈액이 공급되지 않는다면 심장은 올바르게 활동할 수 없다. 심장이 정상적으로 활동한다면 규칙적인 리듬으로 고르고 편안하게 뛴다. 심장의 손

상으로 효과적으로 활동하는 것을 멈추게 했을 때 심장마비를 경험하게 된다. 심장마비는 심장이 불규칙적으로 뛰게 하는 원인이 된다. 이것은 혈액이 효율적으로 순환되는 것을 방해할 수도 있다. 심장이 정상적으로 활동하지 못할 때 정상적인 호흡이 멈추거나 방해를 받는다.

심장마비는 심장을 전체적으로 멈추게 하는 원인이 된다. 이 상태를 심장정지라 부른다.

① 심장질환의 징후

심장마비는 보편적인 신호이다. 적당한 치료를 하기 위해 이 증상을 알아차릴 수 있어야 한다. 중요한 신호는 가슴에 사라지지 않고 계속되는 불편, 압박, 고통이 있다.

불행하게도 소화불량, 근육경련, 다른 병으로부터 심장마비를 알아낸다는 것은 어려운 일이다. 이것은 종종 사람들이 의학적인 치료를 받는 것을 지연시키는 원인이 된다. 심장마비와 관련된 고통은 불편함으로부터 가슴에 참을 수 없는 고통스런 느낌까지 다양하다. 환자는 심장마비를 가슴의 쓰라림, 쑤심, 긴장, 압박 등으로 설명할 수 있다.

대부분의 심장마비는 불편함, 가벼운 고통과 같이 천천히 시작한다.

환자는 자주 가슴의 중앙에 불편함과 고통을 느낀다. 그것은 어깨, 팔, 목, 턱 등의 방향으로 전이될 수도 있다.

심장마비의 다른 증상은 숨을 쉬기 어려운 것이다. 환자는 보통때보다 더 빨리 숨을 쉴 수도 있다. 왜냐하면 신체가 심장에 더 많은 산소를 보내려고 노력하기 때문이다. 환자의 피부, 특히 얼굴이 창백하거나 땀으로 축축해질 수도 있다.

몇몇 심장마비 환자는 땀을 많이 흘리고 현기증을 느낀다.

이런 증상은 심장이 활동하지 않을 때 신체에 쌓인 스트레스 때문일 수도 있다.

심장마비의 증상을 알아내고 그 증상에 따라 행동하는 것이 중요하다. 심장마비는 협심증을 일으키게 할 수도 있다. 그러나 즉각적인 대처로 이것을 막을 수도 있다. 심장이 뛰고 있는 심장마비 환자는 심장이 멈춘 환자보다 생존할 수 있는 기회가 많다.

심장마비로 죽는 대부분의 사람들은 첫 증상이 나타난 후 2시간안에 사망한다. 만약 그 상황에 있는 사람이나 환자가 그 증상을 인지하고 재빠르게 행동한다면 많은 사람들의 생명을 구할 수가 있다.

심장마비의 중요한 증상은 계속되는 가슴의 불편함과 고통이라는 것을 명심한다.

만약 고통이 심각하고 3~5분 안에 사라지지 않고 사라졌다가 다시 찾아온다면 119나 응급의료기관에 즉시 전화한다.

심장마비 환자는 아마도 어떤 증상이 심각하다는 것을 스스로 알 것이다.

만약 환자가 삼장마비가 일어났다고 생각하면 즉시 행동한다.

② 심장마비가 왔을 때

누군가 심장마비가 일어났다고 의심이 들 때면 언제든지 환자가 하고 있는 것을 멈추게 하고 휴식을 취하게 한다.

많은 심장마비 환자들은 앉아 있는 것이 숨쉬기가 쉽다는 것을 알게 된다. 만약 환자가 계속해서 가슴통증을 호소한다면 환자에게 불편함과 고통이 언제부터 시작했는지 물어본다. 무엇이 고통스럽게 하는지, 어떤 것이 고통을 약하게 하는지, 어디를 아프게 하는지 물어본다.

가능하다면 환자나 주위 사람에게 더 많은 것을 알기 위해 말을 건다.

환자에게 다른 심장질환을 앓았던 경력이 있는지 물어본다. 심장질환을 앓고 있는 사람들은 약을 복용한다. 환자에게 그 약을 줘서 도와줄 수 있고, 만약 확신이 서지 않는다면 119나 응급의료기관에 전화한다.

환자가 더 나빠지거나 심장이 멈추기 전에 주위사람에게 전화를 하도록 시키거나 만약 혼자 있다면 직접 전화한다.

심장마비 환자를 처치할 때는 환자를 침착하게 안심시켜야 한다. 환자를 편안하게 해 줄때 환자는 덜 불안해하고 마음의 안정을 찾을 수 있다. 환자가 바라보고 행동하는 것에 어떤 변화가 있는지 주의깊게 바라본다. 환자가 협심증으로 바뀔 수도 있으므로 심폐소생술을 하기 위해 준비한다.

③ 심장 박동이 멈추었을 때

협심증은 심장뛰는 것이 멈추거나 심장의 고통이 너무 불규칙적이어서, 혈액이 적당하게 순환하지 않는 상태를 말한다.

협심증이 발생할 때 호흡이 멈출 것이다. 협심증은 생명이 위험한 상황이다. 심장질환은 협심증의 가장 보편적인 원인이다.

익사, 질식, 마약, 심한 부상, 뇌손상, 심한 전기충격과 같은 다른 원인이 있을 수 있다. 이러한 원인은 심장을 멈추게 할 수 있다.

협심증은 심장마비 때 나타나는 증상이 나타나지 않고 갑작스럽게 발생한다. 협심증이 있는 사람은 의식이 없거나 숨을 쉬지 않거나 혈액순환의 징후가 나타나지 않는다. 혈액순환의 신호가 없는 것은 협심증의 중요한 증상이다. 혈액순환의 징후가 없는 것은 혈액이 뇌로 가지 못하고 있다는 것을 의미한다. 혈액이 산소를 운반되는 것이기 때문에 산소가 뇌에 공급되지 않고 있다는 것이다. 그러므로 잠시 후에 뇌세포는 파괴될 것이다.

환자가 숨을 쉬지 않고 혈액순환의 어떤 신호도 보이지 않는다고 하더라도 뇌세포와 다른 중요한 기관은 잠시동안, 즉 혈액에 있는 산소가 다 소모될 때까지 계속 활동한다. 그런 환자는 심폐소생술이 필요하다. 심폐소생술은 구조호흡과 흉부압박의 결합이다.

구조호흡은 산소를 공급한다. 혈액순환의 징후가 있다는 것을 의미한다. 심장이 뛰지 않을 때 흉부압박은 산소를 순환시키기 위해 필요하다.

구조 호흡과 흉부압박은 심장과 폐의 기능을 회복시켜 준다.

심폐소생술은 환자가 응급치료를 받을때까지 뇌에 산소공급을 유지시키므로 협심증 환자가 생존할 수 있는 기회를 증가시킨다.

빠른 심폐소생술을 하지 않으면 4~6분 안에 뇌세포가 파괴되기 시작한다.

3) 심폐소생술

① 현장 조사 / 연락 / 의식유무 확인

☞ 현장이 안전한가? 를 조사한다.

☞ 환자의 의식 확인을 위해 어깨를 두드린다.

☞ 구조자는 "괜찮습니까?" 하고 큰소리로 묻는다.

☞ 반응이 없으면 119나 응급의료기관에 전화하도록 요청한다.

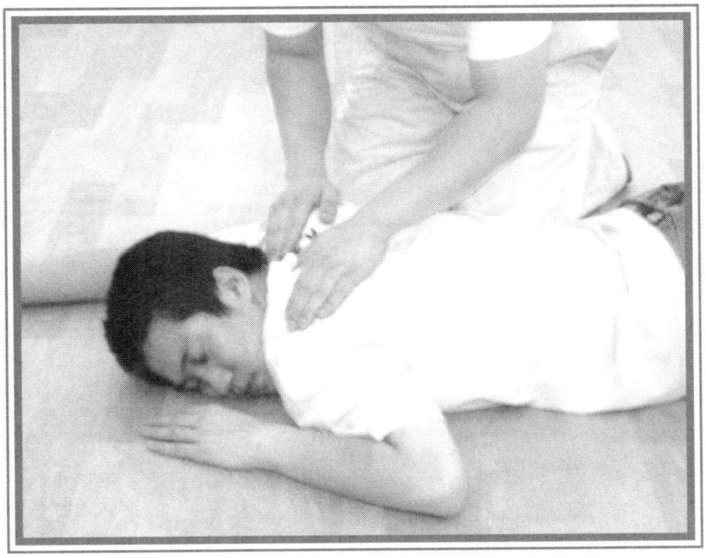

② 1차 호흡확인

☞ 환자의 자세는 그대로 유지하고 환자의 얼굴 가까이대고 10초간 호흡을 확인한다.

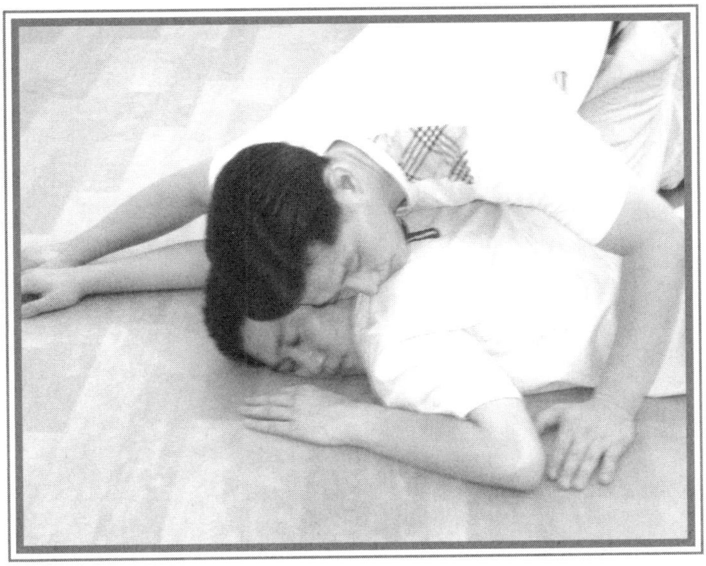

③ 환자의 자세교정

☞ 필요할 경우환자를 똑바로 눕힌다.

☞ 환자의 엉덩이와 어깨 중간쯤에서 환자의 얼굴을 보며 무릎을 꿇고 앉는다.

☞ 필요할 경우 환자의 두 다리를 곧게 펴고, 환자의 팔을 구조자쪽으로 당겨 환자의 머리위로 뻗어 놓는다.

☞ 몸을 굽혀 한손은 환자의 어깨에, 다른 한손은 환자의 엉덩이에 얹는다. 환자를 구조자쪽으로 단 한번에 돌린다.

☞ 환자를 돌릴 때 환자 어깨에 얹은 손으로 환자의 머리와 목 뒤를 받친다.

☞ 구조자쪽에 있는 환자의 팔을 환자 옆구리와 나란히 놓는다.

☞ 환자의 자세교정은 가능한 한 신속하게 10초 이내에 마쳐야 한다.

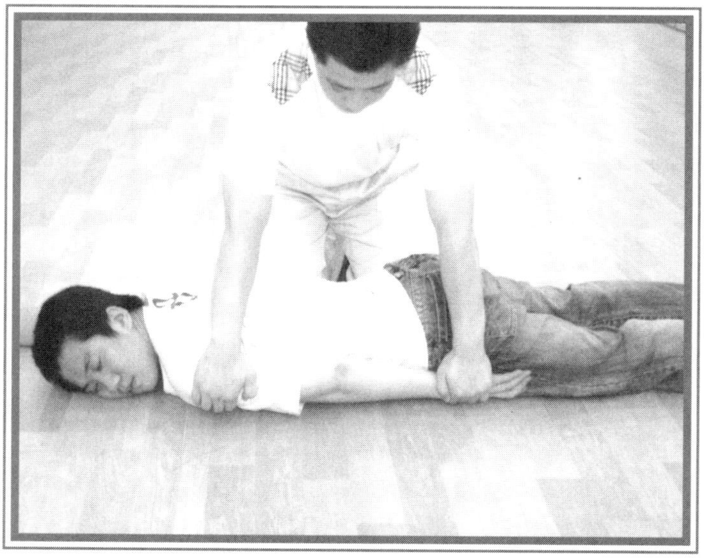

④ 기도개방(머리 뒤로 젖히기 / 턱 끌어올리기)

☞ 환자의 머리쪽에 있는 구조자의 손을 환자의 이마위에 얹고 손바닥으로 눌러 머리를 뒤로 젖힌다.

☞ 다른 손의 손가락을 환자의 아래턱뼈 밑에 대고 턱을앞으로 90°정도 끌어올려 기도를 열어준다.

☞ 위아래의 이가 거의 맞닿을 정도까지 턱을 끌어올린다.

이때 환자의 입이 닫히지 않도록 하며, 턱밑의 연한조직이 눌려 기도가 막힐 수 있으니 그 부위가 눌리지않도록 한다.

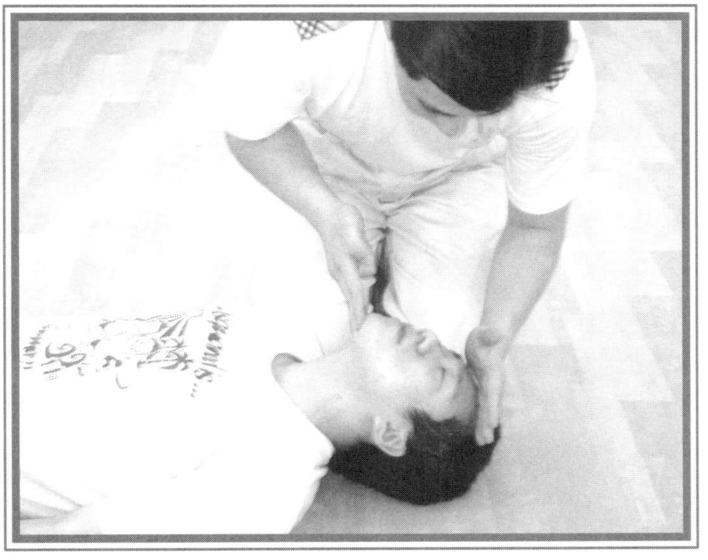

⑤ 2차 호흡확인

☞기도개방을 유지하고 환자의 입과 코 가까이 귀를 대고 환자의 가슴을 본다.

☞ 환자의 가슴이 오르내리는지 살펴보고 호흡을 하는지 들어보고 코와 입에서 공기가 나오는지 10초간 확인한다.

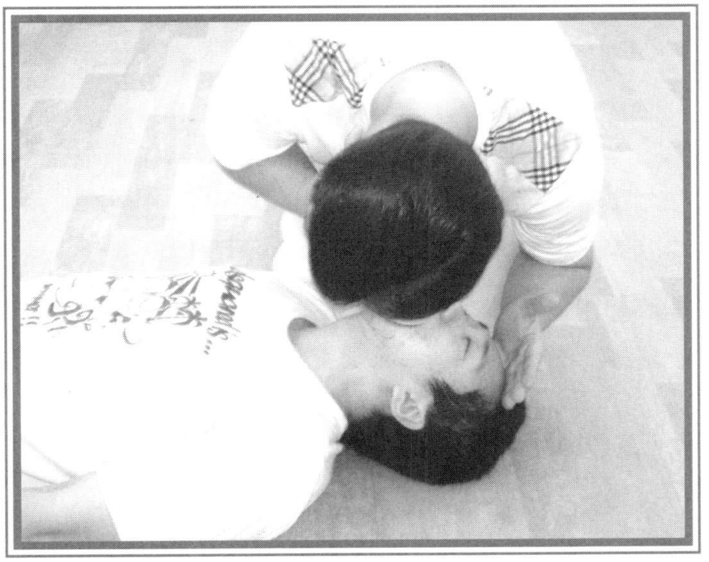

⑥ 두 번 충분히 불어넣기

☞ 기도개방을 유지하고 이마에 얹은 손의 엄지와 검지손가락으로 코를 막는다.

☞ 공기를 깊게 들이마시고 입을 크게 벌려 환자의 입언저리에 입술을 밀착시킨다.

☞ 두 번 충분히 불어넣기를 매회 2초간 실시한다.

☞ 불어넣는 사이에 구조자 자신의 호흡을 한다.

☞ 구조자의 귀를 환자의 코에 대고 환자 가슴의 오르내림을 지켜본다.

☞ 호흡유무를 듣고 느낀다.

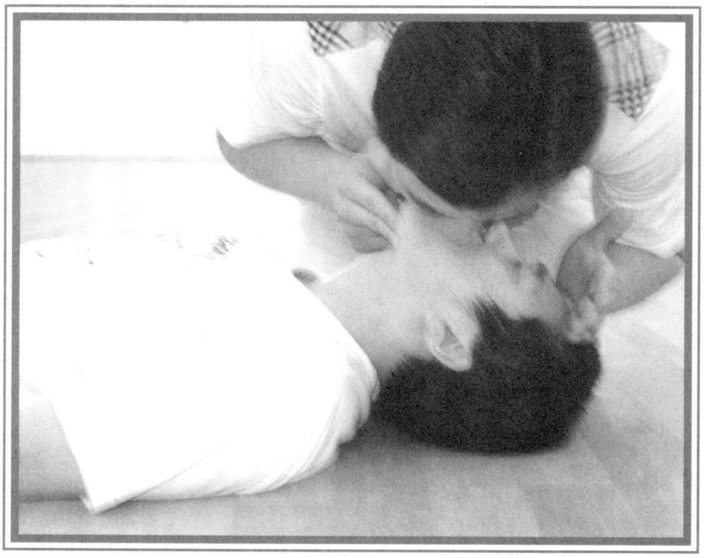

⑦ 맥박 확인

☞ 한손을 이마에 얹고 머리는 뒤로 젖힌 상태를 유지한다.

☞환자의 다리쪽에 있는 손의 중지와 검지로 울대에 놓는다.

☞ 손가락을 미끄러지듯 내려놓는다.

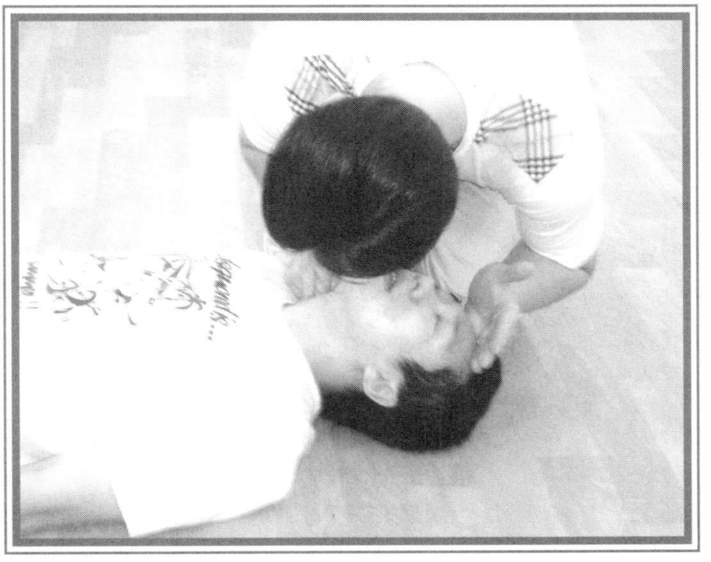

※ 맥박 확인

◈ 10초간 호흡과 맥박을 확인한다.

◈ 맥박이 없으면 심폐소생술 실시한다.

◈ 맥박은 있고 호흡이 없으면 구조호흡 실시한다.

◈ 맥박과 호흡이 정상이면 회복자세로 한다.

⑧ 압박자세

☞ 환자의 가슴을 보며 무릎을 꿇고 앉는다.

☞ 환자의 다리쪽에 있는 손의 검지와 중지를 구조자쪽의 늑골(흉곽) 아래 가장자리에 둔다.

☞ 손가락으로 늑골의 가장자리에서 흉골의 아래 끝 명치부위까지 더듬어 올라간다.

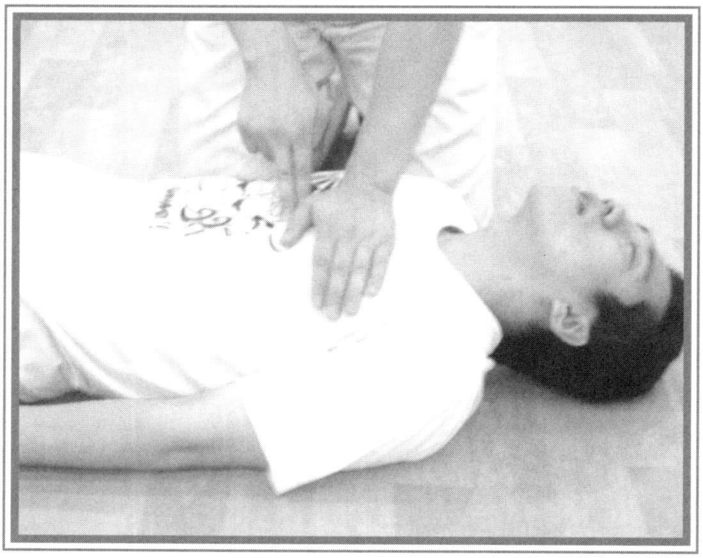

※ 압박 위치 찾기

◈ 중지를 검상돌기에 놓고 검지를 중지 바로 옆에 놓는다.

◈ 환자 머리 쪽에 있는 손의 손꿈치를 검상돌기를 찾았던 손의 검지 바로 옆으로 흉골위에 올려놓는다.

◈ 검상돌기를 찾았던 손의 손꿈치를 다른 손의 손등에 포개어 놓는다. 이 때 손가락이 환자 가슴에 닿지 않도록 한다.

◈ 팔을 곧게 펴서 수직으로 힘을 가할 수 있는 자세를 취한다.

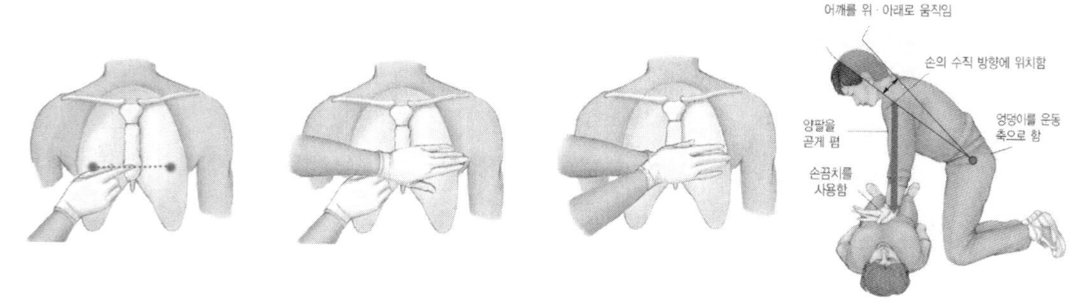

중지를 검상돌기에 놓고 검지를 중지 바로 옆에 놓는다.

환자 머리 쪽에 있는 손의 손꿈치를 검상돌기를 찾았던 손의 검지 바로 옆으로 흉골 위에 올려놓는다.

검상돌기를 찾았던 손의 손꿈치를 다른 손 손등에 포개어 놓는다. 이때 손가락이 환자가슴에 닿지 않도록 한다.

팔을 곧게 펴서 수직으로 힘을 가할 수 있는 자세를 취한다.

그림 9-1 압박위치 찾는 법

⑨ 30회 압박

☞ 분당 80회의 속도로 흉골을 4~5㎝정도 누른다.

☞ 처음부터 끝까지 가슴에서 손을 떼지 않고 동일한 힘으로 부드럽게 압박하고 힘을 뺀다.

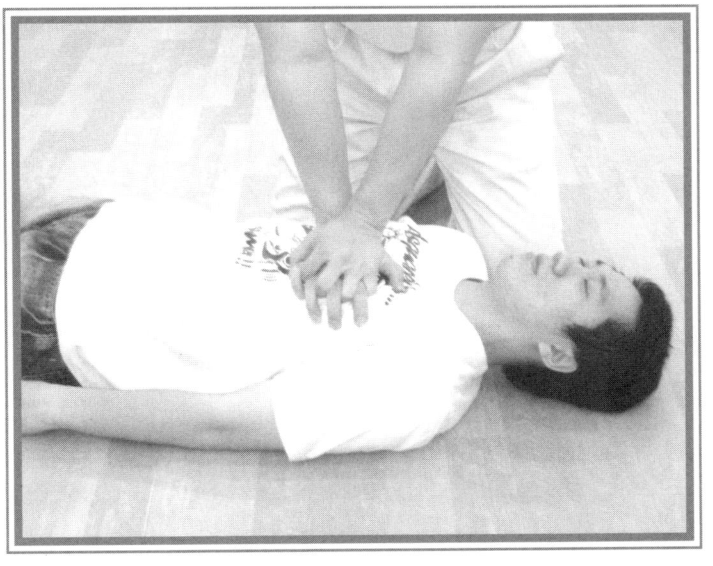

⑩ 두 번 충분히 불어넣기

☞ 머리 뒤로 젖히기 / 턱 끌어올리기로 기도를 개방한다.

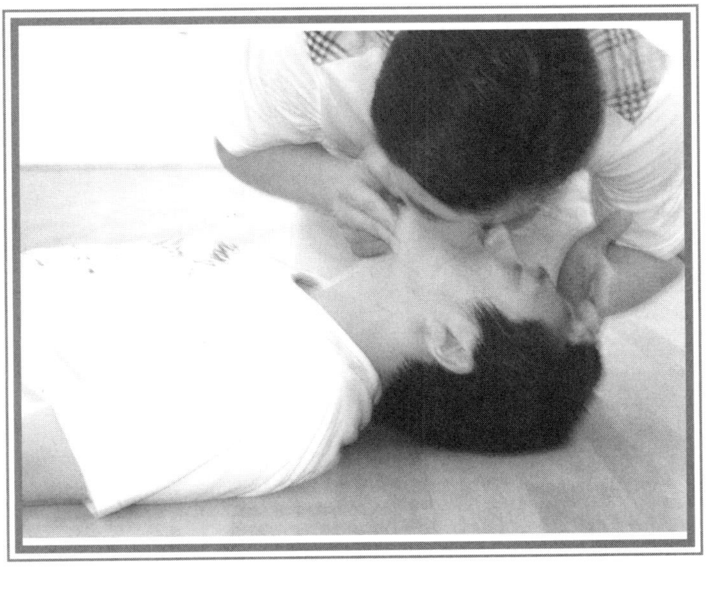

⑪ 흉부 압박과 호흡의 반복

☞ 30회 흉부압박과 두 번 불어넣기를 15초 이내에 실시하여야 하며, 2분 동안 5주기를 반복한다.

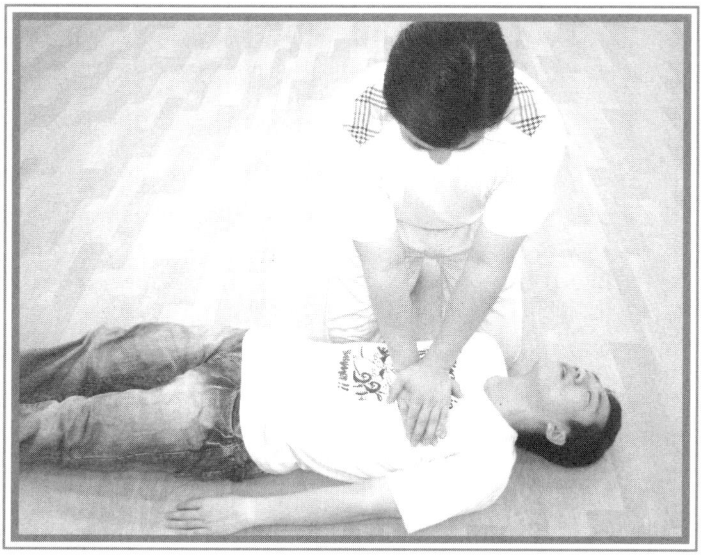

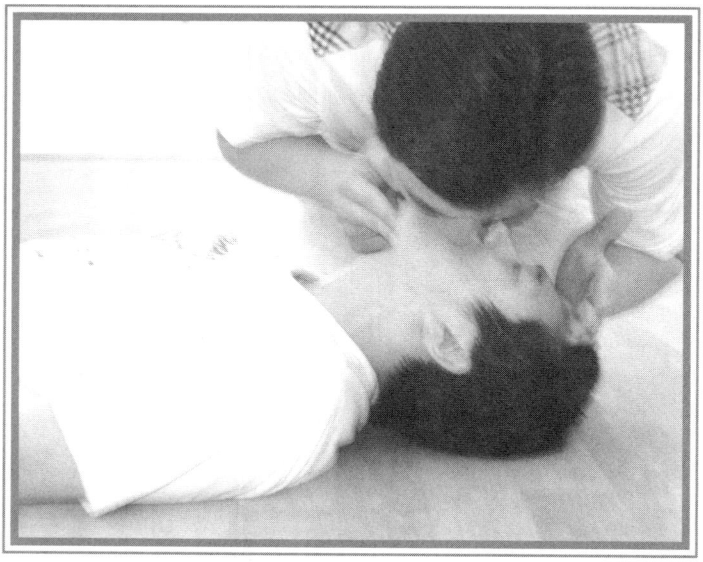

⑫ 맥박 재확인

☞ 머리를 뒤로 젖힌다.

☞ 경동맥을 찾아 10초간 호흡과 맥박을 재확인한다.

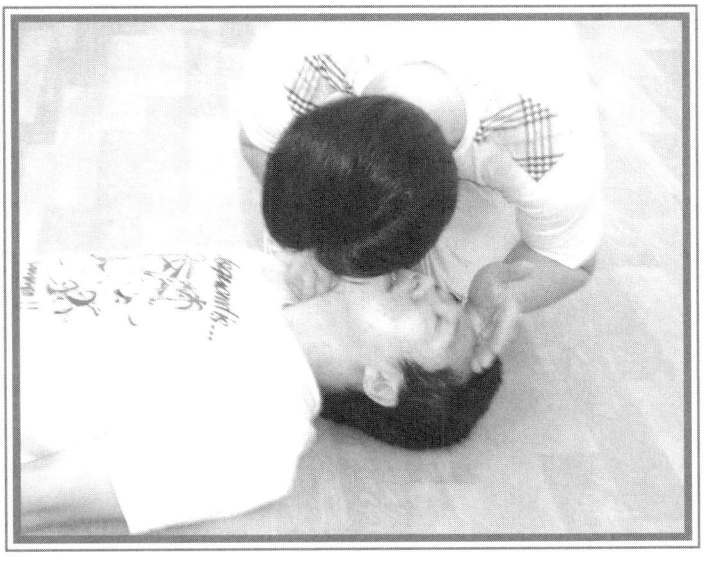

⑬ 흉부압박 / 불어넣기 주기 계속

☞ 손을 정확한 위치에 둔다.

30회 압박과 두 번 불어넣기의 주기를 반복한다.

☞ 매 2분마다 호흡과 맥박을 10초간 재확인한다.

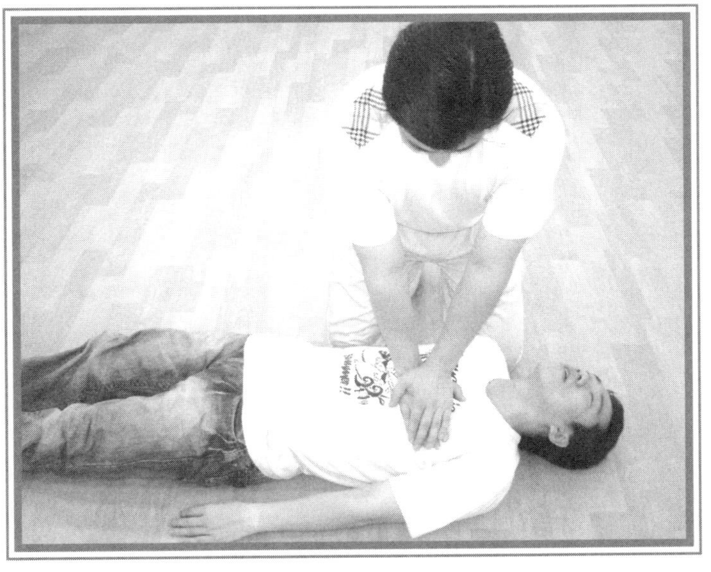

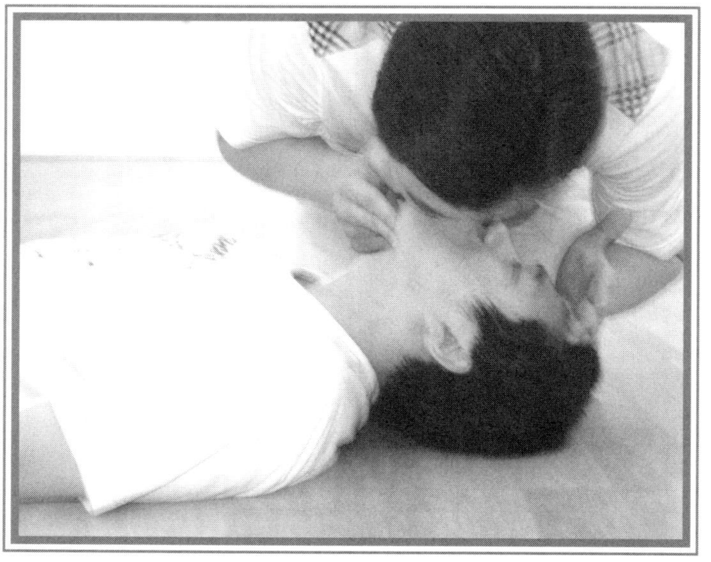

제 10 장

상처 · 붕대 및 드레싱

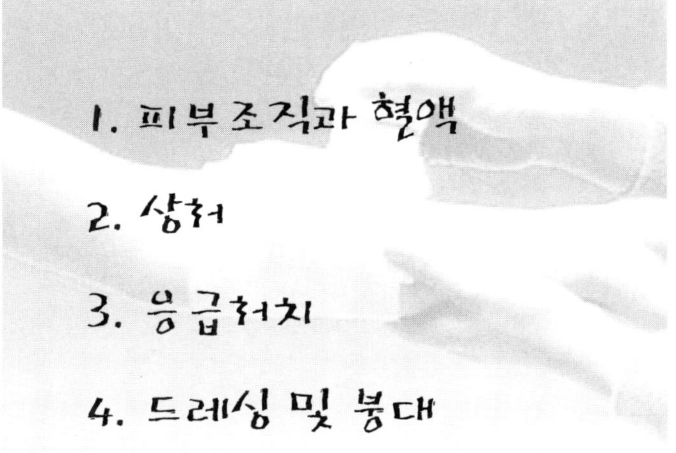

1. 피부조직(皮膚組織) 및 혈액(血液)

1) 피부조직(皮膚組織)

피부는 촉각기관이며 신체를 보호한다. 피부속의 땀샘은 체온조절을 돕는다. 땀이 나면 피부표면에서 발산하면 체온이 내려간다.

신체의 함몰된 부분인 구강과 비강은 피부 대신 점막으로 덮여있다.

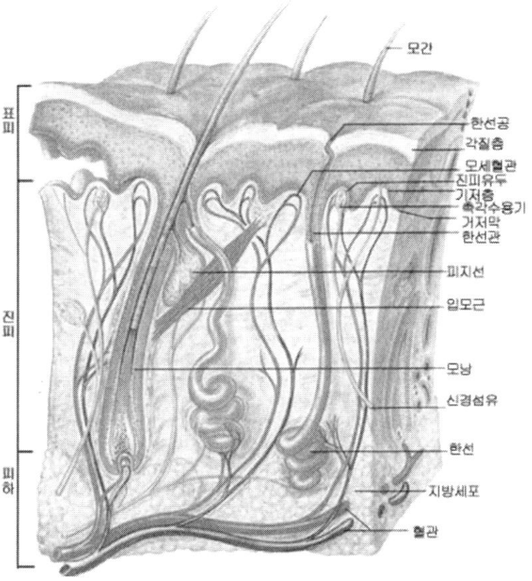

그림 10-1 피부조직도

2) 혈액(血液)

신체 안에는 약 100,000㎞나 되는 혈관이 있다. 이 관들은 지도상의 길처럼 혈액이 신체의 모든 부분에 갈 수 있게 한다.

심장이 오래 뛰면 뛸수록 동맥, 정맥, 모세혈관으로 잘 알려진 혈관의 끊임없는 회선을 통해 혈액이 흐른다.

이 혈관의 지름은 다양하다. 혈관의 지름이 클수록 더 많은 피가 흐를 수 있다. 휴식하는 동안 심장은 혈관을 통해 분당 5리터의 혈액을 공급한다. 운동하는 동안 혈관은 이 양의 6배를 처리한다. 혈관은 상황에 따라 커진다.

동맥은 심장으로부터 신체의 모든 부분에 혈액을 전달하는 가장 큰 혈관이다.

동맥에 있는 혈액은 펌프활동을 하는 심장과 가까워서 모세혈관과 정맥에 있는 혈액보다 더 빨리 훨씬 센 압력으로 이동한다.

동맥에 흐르는 혈액은 심장의 고동과 함께 뛴다.

그러므로 빠르고 양이 많으며 선홍색이다. 압력을 받기 때문에 상처에서 쏟아져 나온다.

이 증상으로 심각한 출혈을 알 수 있다.

정맥은 피를 심장으로 되돌아오게 한다. 정맥출혈은 동맥출혈보다 통제가 더 느리고 고르고 쉽다.

정맥은 피부의 표면에 가깝게 있기 때문에 쉽게 손상되며, 검붉은색이다.

모세혈관은 피부근처에 있는 작은 혈관이다. 산소와 영양분을 세포에 전달한다. 모세혈관의 출혈은 느리며 쉽게 응고된다.

동맥의 피만큼 선홍색은 아니다. 찰과상이나 얕은 상처로 인한 출혈은 모세혈관에서 나오는 것이다.

상처로 인해 출혈이 심하면 생명이 위험하다. 혈액량은 남자의 경우 체중의 8%, 여자의 경우 7% 정도이다.

체중 50~60㎏인 사람은 4,000~5,000㏄의 피를 가지고 있는데, 20%에 해당하는 1,000㏄ 정도의 피를 흘리게 되면 생명이 위험해지고, 30%에 해당하는 약 1,500㏄의 피를 흘리게 되면 생명을 잃게 된다.

2. 상처(傷處)

1) 짓눌린 상처

피부조직과 혈관에 손상이 가해지면 피부 아래에서 출혈이 일어난다.

조직은 색깔이 바래고 붓는다. 처음에는 빨갛게 보이다가 검붉은색이나 자주색으로 변한다.

심한 타박상은 조직 깊숙이 큰 손상을 일으킨다.

2) 긁힌 상처

가장 일반적인 상처이다. 피부가 스치거나 벗겨져서 생긴다.

피부의 외피층이 벗겨져서 신경의 끝부분이 노출되므로 고통스럽다. 먼지나 다른 물질이 상처 안으로 쉽게 들어갈 수 있다.

그래서 깨끗하게 해야 한다. 더러워지면 쉽게 감염된다.

3) 베인 상처

베인 상처는 끝이 들쑥날쑥 할 수도 있고 부드러울 수도 있다.

상처는 주로 칼, 가위, 깨진 유리와 같이 끝이 날카로운 물건 때문에 생긴다. 깊은 상처는 신경, 큰 혈관, 다른 피부조직에 손상을 입힌다. 상처에서 보통 피가 많이 나오며, 깊은 상처는 출혈이 심각할 수도 있다. 만약 신경을 다쳤다면 고통을 느끼지 못할 수도 있다.

4) 찢겨진 상처

피부조직이 부분적 혹은 전체적으로 찢어져서 생긴 상처이다.

피부조직이 부분적으로 찢겨져서 축 늘어진 채 매달려 있을 수도 있다.

때로는 신체부분이 완전히 찢겨지기도 한다. 조직 깊숙이 손상되므로 출혈이 중요하다. 신체부분이 완전히 찢겨졌을 때는 조직이 부상부위에서 혈관을 닫아버리므로 출혈을 조절하기가 쉽다.

5) 찔린 상처

칼, 깨진 유리, 못 같이 끝이 날카로운 물건으로 찔려서 생기는 상처이다.

찔린 상처는 피를 많이 흘리지 않아 쉽게 감염된다. 만약 날카로운 물건이 중요한 혈관과 내부기관에 손상을 입힌다면 출혈이 심각할 수도 있다. 상처에 남아 있는 물건은 이물질이라 한다. 신체부분을 관통한 물건은 들어가는 곳과 나오는 곳 모두 상처를 입힌다.

3. 응급처치

1) 출혈이 심한 경우

① 출혈이 심하면 즉시 지혈을 하고 출혈부위를 높게 하여 안정되게 눕힌다.

② 출혈이 멎기 전에는 음료를 주지 않는다. 수술을 받게 될지도 모르기 때문이다.

③ 지혈방법은 직접압박, 지압점 압박, 지혈대 사용 등의 방법이 있다.

2) 지혈방법

① 상처부위를 심장보다 높게 올린다.

② 상처에 압박을 가하기 위해 드레싱 위에 편안하게 붕대를 감는다.

③ 출혈이 계속된다면 지압점을 사용한다.

지압점은 뼈 아래쪽에 있는 근처 동맥을 압박할 수 있는 신체 위 지점이다.

상처에 피의 흐름을 천천히 흐르게 하거나 멈추게 한다.

◈ 직접 압박법

거즈나 깨끗한 헝겊을 두껍게 접어 상처위에 대고 직접 누르고 붕대로 단단히 감아준다. 없으면 아무 헝겊이라도 접어 상처에 댈 부분을 간이소독한 후 압박한다.

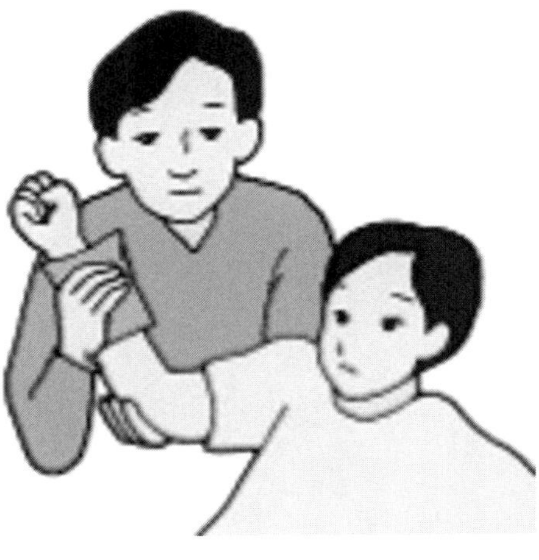

그림 10-2 직접압박

◈ 지압점 압박법

▷ 동맥에 손상이 있으면 상처에서 많은 피가 내뿜듯이 나온다. 직접압박으로 지혈이 되지 않을 경우 지압점 압박을 병행한다.

▷ 지압점 압박은 손상된 곳과 심장사이에서 뼈 가까이 지나는 곳의 동맥을 뼈에 압박함으로써 혈류를 늦춰 출혈을 막을 수 있는 방법인데, 이러한 곳을 지압점이라고 한다.

▷ 지압점 압박은 직접압박과 동시에 한다.

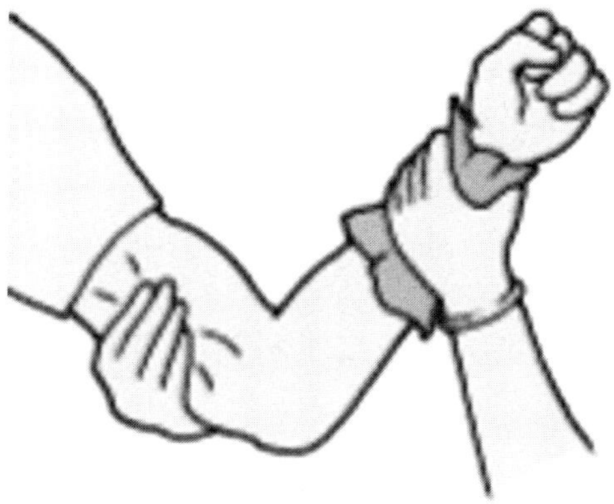

그림 10-3 지압점 압박

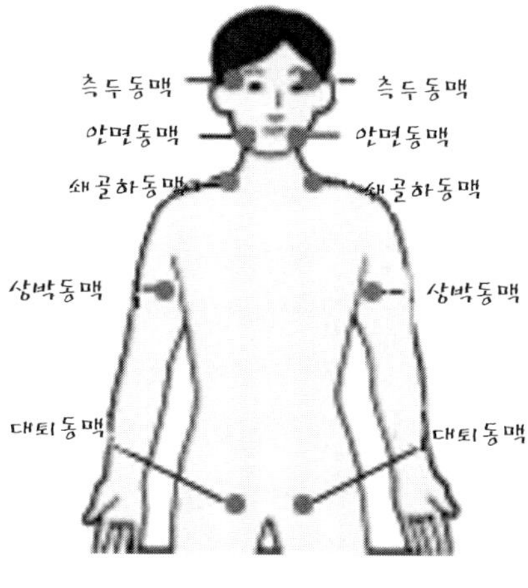

그림 10-4 지압점의 위치

◈ 지혈대 사용 요령

팔이나 다리에 심한 출혈이 있을 때 직접압박과 지압점 압박으로도 출혈을 막지 못할 경우에 최후 수단으로 지혈대를 사용한다.

▷ 지혈대는 폭이 적어도 5㎝정도 되는 띠를 사용해야 한다.

▷ 상처와 가장 가까운 곳에 완전한 지혈이 되도록 꼭 매야 한다.

▷ 사지(四肢)에 한하여 사용한다.

▷ 지혈대를 맨 곳은 노출시키며, 맨 시간을 기록하여 붙여두어야 한다.

▷ 지혈대를 맨 후 시간이 오래 경과하지 않도록 지체없이 병원에 이송해야 한다.

▷ 지혈대는 의사의 지시에 의해서만 풀 수 있다.

▷ 일반적으로 지혈대를 사용해서는 안된다.

3) 출혈이 심하지 않은 경우

▷ 출혈이 심하지 않은 상처에 대한 처치는 병균의 침입을 막아 감염을 예방하는 것이다.

▷ 상처를 손이나 깨끗하지 않은 헝겊으로 함부로 건드리지말고 엉키어 뭉친 핏덩어리를 떼지 말아야 한다.

▷ 흙이나 더러운 것이 묻었을 때는 깨끗한 물로 상처를 씻어준다.

▷ 소독된 거즈를 상처에 대고 드레싱을 한다.

▷ 의사의 치료를 받게 한다.

4) 감 염

부상으로 인해 피부에 상처를 입었을 때 감염을 막기 위해서는 그 부위를 깨끗이 하는 것이 가장 중요하다. 크지 않은 상처는 비누나 물로 닦는다. 대부분의 비누는 해로운 박테리아를 제거하는데 효과적이다.

출혈을 조절하는 것이 중요하다.

때때로 피부조직 부상에 대한 최상의 처치가 감염을 예방하는데 좋지 않을 수도 있다. 구조자는 초기감염 신호를 인식해야 할 것이다.

상처 주변이 붓거나 붉어진다. 고통으로 열이 나고 욱신욱신 쑤시기도 한다. 고름이 생길 수도 있다. 감염이 심할 경우 열이 나며, 질병의 원인이 될 수 있으며, 상처부위에서 붉은 줄기가 심장방향으로 나타난다.

만약 이런 감염신호를 본다면 그 부위를 깨끗이 하고, 따뜻한 물에 담그고 감염된 부위를 들어 올리고 처치한다. 매일 드레싱을 바꿔주어야 한다. 만약 열이 나고 붉은층이 생긴다면 감염이 악화되는 것이다.

감염이 계속되거나 악화되면 의학적 도움을 요청한다.

4. 드레싱 및 붕대

1) 드레싱

▷ 감염 방지 : 상처나 화상에 병균이 들어가는 것을 막는다.

▷ 출혈 방지 : 피가 흘러나오는 것을 억누른다.

▷ 분비물 흡수 : 상처의 분비물을 빨아들인다.

드레싱은 구급상자처럼 특별히 준비된 것을 사용하든지 위급한 경우에는 사고현장에서 구할 수 있는 깨끗한 천으로 만들어 사용한다.

정규 드레싱은 아무데서나 얻을 수 있는 것은 아니므로 구조자는 사고현장에서 구할 수 있는 재료로 드레싱을 손쉽게 만들 수 있어야 한다. 깨끗이 세탁된 타월이나 흰 천을 사용하는 것이 좋으며, 깨끗한 천이 없으면 상처에 닿는 면을 라이터 불에 그을리거나 다리미로 살균한 다음 사용한다.

2) 붕 대

▷ 드레싱을 상처에 붙어있게 고정시킨다.

▷ 부목의 고정으로 사용한다.

▷ 압박하여 출혈을 정지시킨다.

▷ 팔을 끌어올려 묶는다.

붕대는 풀어지지 않게 단단하게 묶는다. 그러나 너무 조여서는 안 된다. 붕대를 단단하게 묶지 않으면 미끄러져 내려가 상처가 드러나는 일이 있으며, 너무 조여지지 않았는지 자주 검사하여 압박되었으면 느슨하게 해준다. 젖은 붕대는 마르면 상처를 더욱 압박하므로 사용하지 않는다.

◈ **붕대의 종류**

응급처치에 쓰이는 붕대는 삼각건, 탄력붕대(롤), 사두붕대, 넓은 붕대가 있다.

① 삼각건

삼각건은 광목이나 부드러운 천으로 만든다.

90~120㎝ 너비의 천을 대각선으로 잘라 두 개의 삼각건을 만드는 것이 이상적이다.

삼각건은 반창고가 없어도 드레싱을 고정시킬 수가 있으며, 손쉽게 사용할 수가 있기 때문에 응급처치용으로 대단히 편리하다.

② 탄력(롤) 붕대

잘 포장된 멸균거즈 롤 붕대가 가장 좋다.

정규 붕대를 얻기가 어려울 때는 같은 재료를 필요한 너비와 길이로 잘라 쓸 수가 있다.

롤 붕대는 너비가 좁아서 겉이 고르지 못한 신체부위에 쓰기 편리하다.

③ 사두 붕대

거즈로 만들어 쓸 수 있으나 두꺼운 천이면 더 좋다. 천의 양끝을 중앙을 향하여 찢되 중앙의 필요한 부분은 남겨 둔다.

붕대는 네 귀가 있는 모양이어서 사두붕대라 부른다.

사두붕대는 묶을 때 중앙의 찢기지 않는 부분이 사용되므로, 특히 코나 턱같이 돌출된 부분에 댄 드레싱을 고정시키는데 편리하다.

④ 넓은 붕대

배나 가슴의 창상 혹은 화상에 넓은 드레싱이 필요한 때에 쓰기가 편리하다. 이것은 너비 30~40㎝, 길이 1~1.6m의 네모진 헝겊으로 만든다. 상처에 드레싱을 댄 뒤에 넓은 헝겊을 부상자의 등에 깔아 놓고 동체의 양편에서 싸며 앞에서 묶는다.

넓은 목욕용 타월을 대신 사용해도 좋다.

제 11 장

운 반

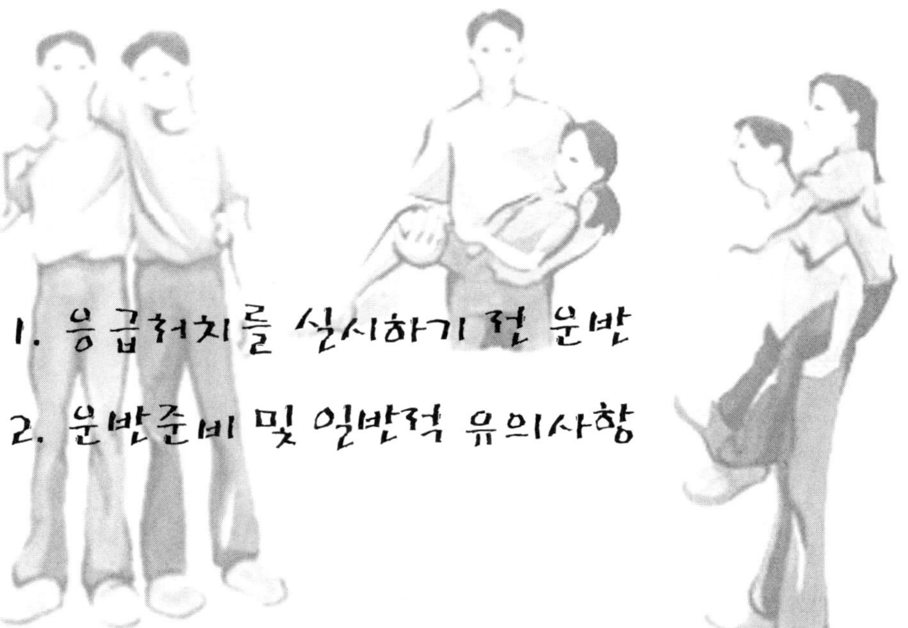

1. 응급처치를 실시하기 전 운반
2. 운반준비 및 일반적 유의사항

1. 응급처치를 실시하기 전 운반

심하게 다친 환자에게 가장 위험한 것 중 하나가 불필요한 이동이다.

보통 처치를 할 때 환자를 옮겨야만 하는 위험한 상황과 마주치게 될 수 있다. 대부분의 경우 환자를 발견했을 때 응급처치 단계를 따르는 것이 바람직하다. 환자를 옮기는 것은 또 다른 부상과 고통을 줄 수 있으며, 환자의 회복을 악화시킬 수도 있다.

환자를 옮겨야만 하는 세가지 일반적인 상황이 있다.

첫째, 가장 중요한 것은 불, 산소부족, 폭발위험, 건물붕괴와 같은 급박한 위험에 처했을 때이다.

둘째, 더 심각한 상태에 있을지 모르는 다른 환자를 돌봐야 할 때이다. 이런 경우 즉시 처치가 필요한 사람을 구하기 위해 처치원은 환자를 최소한의 부상으로 옮길 수 있다.

셋째, 적당한 처치를 하기 위해서 환자를 옮겨야 할 수도 있다.

예를 들어 맥없이 쓰러지고 혈액순환이 안 되는 사람은 심폐소생술이 필요하다. 심폐소생술은 딱딱하고 평평한 지면에서 행해져야 한다. 만약 지면과 공간이 치료하는데 적당하지 않는다면 환자를 옮겨야만 한다.

만약 환자를 옮기기로 결정하였다면 환자를 어떻게 옮길 것인가를 빨리 결정해야 한다. 신중하게 환자의 안전에 신경을 써야한다.

구조자는 자신도 위험해질 수 있다는 것과 환자의 체격과 상태, 그리고 구조자 자신이 어떤 도움을 줄 수 있는지? 에 근거해서 결정해야 한다.

구조자 자신이 부상당하지 않고 환자를 성공적으로 옮길 수 있도록 하여야 한다. 환자를 들 때 신체가 뒤틀리지 않도록 한다.

가능하면 작은 보폭으로 어디로 가고 있는지 보면서 앞으로 걸어간다.

머리, 목, 등의 부상이 있을 수도 있으니까 환자를 구부리거나 뒤틀리지 않도록 한다. 너무 커서 편안하게 이동하지 못하는 환자는 옮기지 않는다.

2. 운반 준비 및 일반적 유의사항

1) 운반 준비

▷ 먼저 적절한 응급처치를 하였는지 확인한다.
충분한 처치를 한 후 안전하게 운반하는 것이 좋다.

▷운반방법을 정한다. 부상의 정도, 사고의 종류, 그리고 신속히 옮길 필요성, 구할 수 있는 운반기구 등의 조건에 따라 운반방법을 정한다.

▷ 필요한 기구를 준비한다.

▷ 운반에 필요한 인원을 확보하고 각자의 임무를 정한다.

◈ 일반적 유의사항

▷ 환자가 발생하면 응급구조사가 현장에 오는 것이 좋지만 실제로는 환자를 이송하는 경우가 있다.

▷ 대체로 이송이 필요한 환자는 시간적 여유가 어느 정도있는 사람으로 조급하게 서두르지 말고 충분한 응급처치를 한 다음 운반한다.

▷ 부상자에 대한 처치를 하였으면 구급차를 기다리거나 응급 의료요원의 여부에 따라 부상자를 옮기는 것이 좋다.

2) 들것 만들기

부상자를 이송하기 위하여 들 것을 즉석에서 만들지 않으면 안 될 경우가 많다. 사고현장에서 두개의 긴 막대기와 담요 혹은 상의로 대용 들 것을 만들 수 있다.

◈ 담요나 상의로 들것 만들기

▷ 담요가 있으면 땅위에 편 다음 막대기 한 개를 담요 길 이의 1/3쯤 되는 곳에다 놓고 짧은 담요 끝을 막대기 위로 접어 넘긴 다음, 다른 막대기 위에 접어 올리면 대용 들것이 된다. 담요 한 장만 있으면 부상자를 그 중간에 눕히고 담요 양 옆을 중앙을 향하게 하여 말아서 들것을 만들 수가 있다.

담요를 부상자의 밑에다 넣으려면 담요의 2/3를 접어 부상자의 옆에 넣은 다음 부상자의 어깨와 볼기를 붙잡고 담요가 놓인 반대편으로 조용히 쳐들고 그 동안에 구조자로 하여금 접은 담요자락을 될 수 있는 한 부상자 밑에 깊이 밀어 넣은 후 부상자를 원상태로 담요위에 눕게 하고 · 담요를 잡아 펴면 부상자는 담요의 중간에 있게 된 다. 그런 후에 담요의 양끝을 부상자에게 덮어준다.

부상자를 들것에 옮기고 내리는 것도 운반에 있어서는중요한 일이다. 부상자를 들 것에 싣는데는 최소한 세사람이 필요하며 네 사람이면 더욱 좋다.

▷ 부상자의 두발을 함께 묶어 바로 눕힌다.

한사람은 들 것을 부상자의 옆에 가까이 놓고 다른 사람 들이 부상자를 들 때 부상자가 들 것 위에 적당히 놓이 도록 하기 위하여 대기한다.

▷ 다른 세 사람은 부상자의 부상하지 않은 쪽에 있되, 그중 한사람은 어깨쪽에 한 사람은 허리, 한사람은 무릎쪽 에 모두 한쪽 무릎을 꿇고 앉는다.

▷ 어깨쪽에 앉은 사람은 부상자의 머리, 목, 어깨 및 등밑에 손을 넣는다.

▷ 모든 준비가 끝났으며 지휘자가 "들어"라고 구령하고 다 른 사람들은 구령에 따라 천천히 주의하여 부상자를 들 어서 일직선으로 나란히 앉아있는 자기들의 무릎위에 올 려 놓는다.

▷ 이때 대기하고 앉아 있던 한사람은 들 것을 부상자의 밑 으로 넣는다. 그 다음에 "내려"라는 구령에 따라 부상자 를 들 것 위에 조심하여 내려놓는다.

3) 운반법

◈ 1인 운반

① 업 기

이 운반법은 부상자의 손상이 이 방법을 써도 무방할 때에 사용한다. 구조자는 부상자의 두 팔을 자기의 어깨에 올려 환자의 겨드랑이가 자기의 어깨에 잘 올려 걸치게 한 다음, 부상자의 두 손이 구조자의 앞가슴에 겹 놓이게 하여 손을 잡고 이동 한다. 구조자는 걸을 때에 몸을 앞으로 구부려서 부상자의 체중이 자기 등에 실리도록 한다.

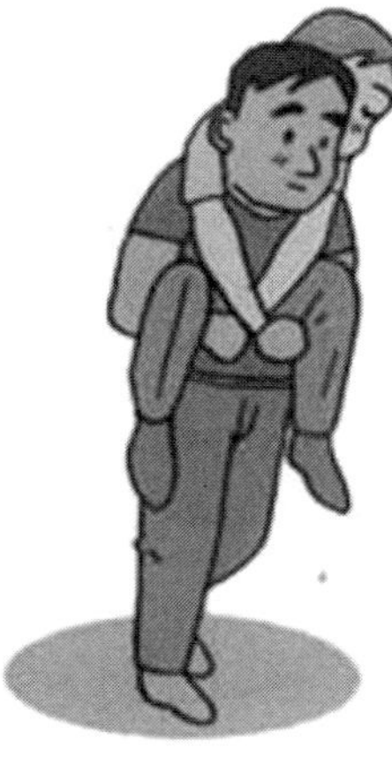

〈의식이 없을 때의 운반법〉

② 안 기

한 팔은 부상자의 두 무릎 밑에 넣고 다른 한 팔로 그의 두 겨드랑이 밑을 껴서 앉는다. 이 방법은 부상의 정도가 심하지 않은 환자를 잠깐 옮길 때에 사용한다.

③ 부축하여 걷기

부상이 가벼운 환자는 한사람 혹은 두 사람이 부상자의 한 팔을 자기의 목뒤로 돌려 붙잡고 동시에 몸을 구부려서 환자 체중의 대부분이 운반인에게 실리도록 함으로써 부상자가 걸어가는 것을 도와준다.

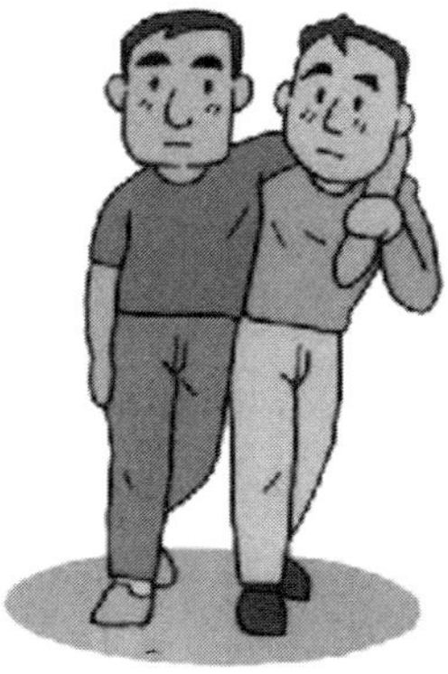

〈부축법〉

④ 끌기 운반

부상자를 위험으로부터 빨리 이동시키기 위하여 구조자 혼자이며 도움으로도 걸을 수 없는 환자가 있다면 구조자는 그 환자를 끌 수 있다. 만약 환자의 머리, 목, 등에 부상이 있다고 의심된다면 그 환자를 끄는데 환자의 옷을 이용하면 된다.

환자의 목뒤에서 옷을 팽팽하게 만들어서 그 옷을 이용하여 환자를 당겨준다. 구조자의 손과 환자의 옷으로 머리를 받쳐준다.

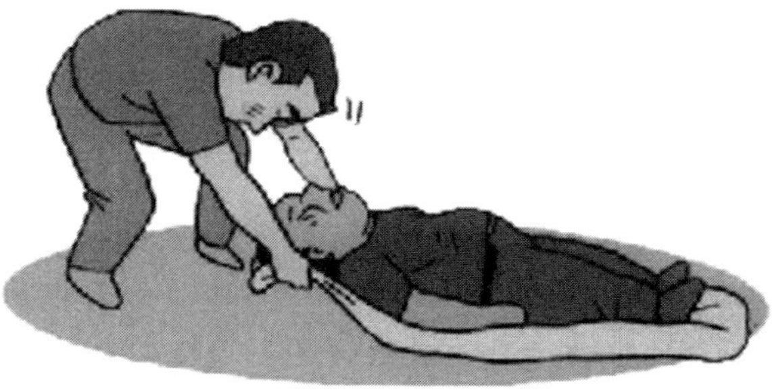

〈환자 끌기법 〉

◈ 2인 운반

① 서로 손을 잡는 방법

두 사람이 부상자의 양쪽에 한사람씩 꿇고 앉아 부상자를 일으켜 앉힌 다음, 두 사람은 각각 한 팔을 부상자의 겨드랑이 밑으로 등 위에 돌려 서로의 어깨에 손은 얹어 놓는다. 그리고 다른 한 팔을 부상자의 넓적다리 밑으로 넣어서 서로 손목을 꼭 붙잡은 후 동시에 일어난다. 만약 부상자가 의식이 있으면 양팔을 운반인들의 어깨에 걸치게 한다.

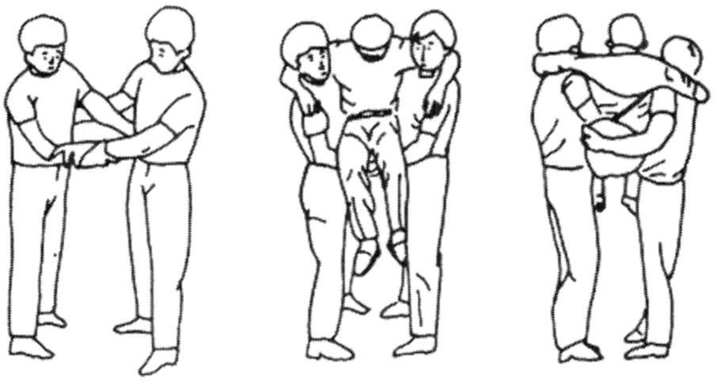

〈2인 운반〉

② 의자를 이용한 운반 방법

부상자를 계단 위 또는 아래로 운반할 때에 의자를 운반기구로 사용하면 편리하다. 두 사람의 운반인이 한사람은 의자를 뒤로 또 한사람은 의자의 앞다리 양쪽으로 붙잡고 들어 올려 운반한다.

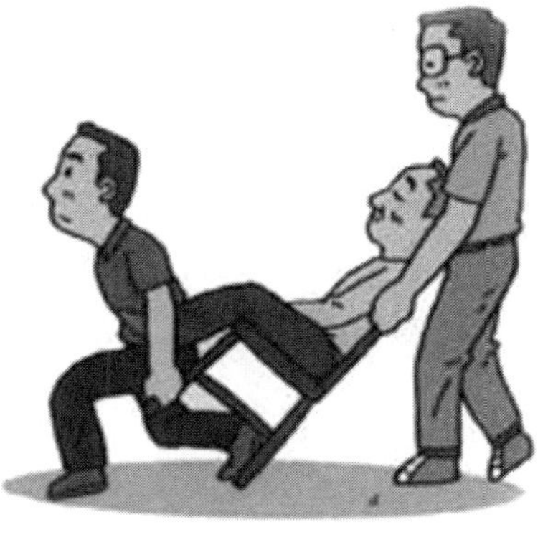

〈의자운반법〉

◈ 4인 운반

들것의 운반은 4인이 하는 것이 좋으며, 운반인은 들것의 앞뒤와 양쪽 옆에 각각 한 사람씩 한쪽 무릎을 꿇고 자리를 잡는다.

구령에 의하여 들것을 들어 올리고 두 번째 구령으로 앞과 양쪽 옆에 있는 세 사람은 왼발부터 뒤의 지휘자는 오른발부터 걷기 시작한다.

지휘자는 부상자의 머리쪽에 위치하여 부상자의 상태변화를 볼 수 있게 하고 부상자의 발이 나아가는 방향을 향하게 한다.

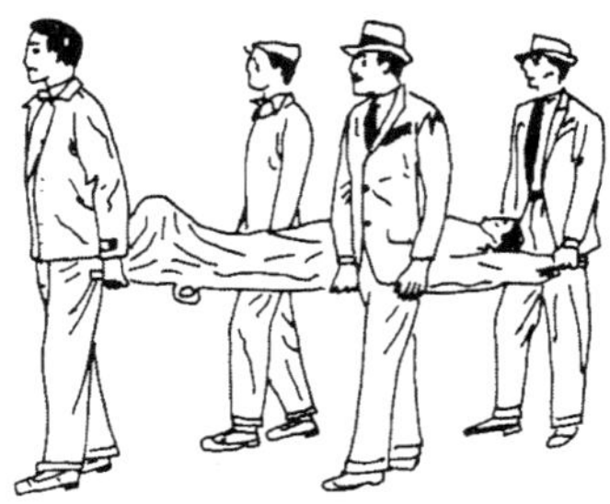

〈들것으로 4인 운반법〉

제 12 장

기타 응급처치

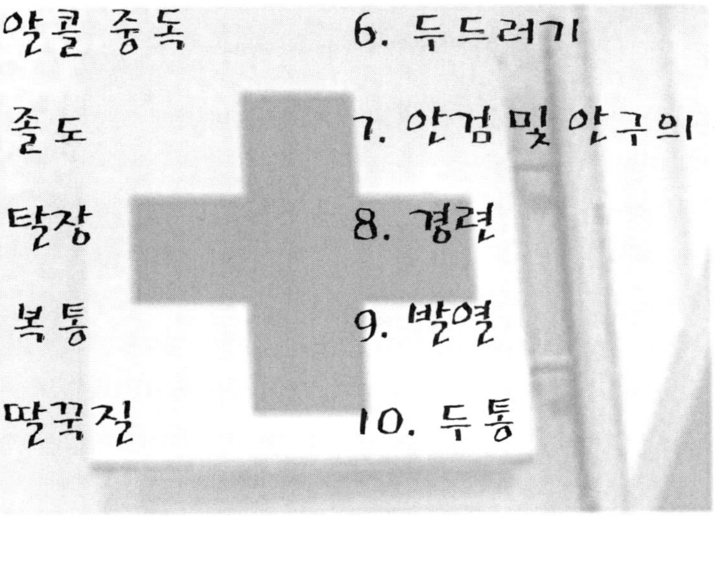

1. 알콜 중독
2. 졸도
3. 탈장
4. 복통
5. 딸꾹질
6. 두드러기
7. 안검 및 안구의 상처
8. 경련
9. 발열
10. 두통

1. 알코올 중독(alcoholism)

1) 증 상

알코올중독 증상은 숨을 내쉴 때 술 냄새가 난다. 중독의 정도에 따라 전혀 의식이 없을 때도, 일부분 의식이 있을 때도 있다.

얼굴색은 처음에는 붉어지거나 나중에는 창백해지며, 맥박도 처음에는 강하나 점점 약해진다.

두 눈동자가 커지고 환자는 깊은 잠에 빠진듯이 호흡을 한다.

2) 처 치

술에 취한 사람은 보통 몇 시간 자고나면 깨어난다. 그러므로 술에 취한 사람이 자고있는 동안에는 따뜻하게 보온하여 잠을 자도록 한다. 만약 환자가 독이 있는 술이나 변한 술을 조금이라도 마신 것 같으면 위를 씻어내기 위하여 병원에 데려가는 것이 좋다.

호흡이 멈춘다면 구조호흡을 하고, 환자가 의식을 잃고 얼굴이 창백하고 맥박이 약하면 혈액순환이 잘 되도록 사지를 문질러 주며 가온시키고, 환자가 음식을 삼켜서 넘길 정도로 정신을 차렸으면 다량의 액체를 마시게 하여 구토를 시켜 위속을 씻어내고 따뜻한 물이나 차를 마시게 한다.

2. 졸 도(卒倒, fainting)

기절해서 넘어지는 것으로 직접적인 원인은 뇌에 혈액순환이 불충분하여 뇌빈혈이 일어나기 때문이다. 흔히 빈혈, 기아, 피로, 좁은 장소에서 오래 있을 때, 내출혈, 심하게 아프거나 나쁜 소식을 들었을 때 마음의 충격 등이 원인이 된다.

1) 증 상

▷ 얼굴색이 창백해지고 이마에 땀이 흐른다.

▷ 호흡이 얕고 맥박이 대개 약하며 느려진다.

▷ 환자는 현기증이 난다고 말하며 실신한다.

2) 처 치

▷ 환자의 머리와 몸을 수평으로 눕히고 다리를 높여준다.

▷ 옷깃을 느슨하게 하여 뇌로 피가 잘 흐르도록 하면 대개 잠시 후에는 회복된다.

▷ 환자의 의식이 회복되면 차나 물을 마시게 한다. 그러나 인사불성이 계속되면 환자를 따뜻하게 하여 이송한다.

3. 탈 장(脫腸, rupture)

서혜부 바로 위 좌우양측 하복부에 저항이 약한 부분이 한 곳 있다.

사람에 따라서는 그 곳이 약해서 기침을 심하게 하든가 무거운 물건을 든다던지 뛰어오르든가 그밖에 갑자기 힘을 쓰는 육체적 활동을 할 때 약한 부분의 근육사이로 내장이 불쑥 나오는 수가 있는데, 이것을 탈장이라 한다. 그밖에도 배꼽이나 복부의 수술한 자리 등에서 탈장이 생기는 일이 있다.

1) 증 상

탈장을 일으키는 부위가 갑자기 붓는다. 대개 바로 눕히면 가라앉으나 때로는 아무리 해도 들어가지 않는 경우가 있고 심하게 아프다.

2) 처 치

환자를 바로 눕히고 서혜부의 탈장이 본래의 상태대로 회복되지 않으면 환자를 엎드리게 하고 무릎을 구부려서 가슴에 대고 볼기를 쳐들도록 한다. 그런 다음에 환자를 바로 눕히고 찬 물수건을 대준다. 환자를 옮겨야 할 경우에는 운반하는 도중에도 누운 자세로 이동한다.

4. 복 통(盲腸炎, appendicitis)

1) 증 상

충수염이라고도 하며, 구토 또는 토기가 있고 배의 전부 또는 오른쪽 아랫배가 몹시 아프고 다리(무릎)를 펼 수가 없다.

2) 처 치

환자를 즉시 자리에 눕히고 절대 안정을 시킨다. 설사약이나 음식물을 절대 주지 말고 아픔을 조금이라도 덜어주기 위하여 얼음주머니나 찬물수건을 맹장부위에 대어 주고 병원으로 옮긴다.

5. 딸꾹질

1) 증 상

딸꾹질은 횡경막의 경련성 수축에 의하여 생기며, 경련상태에 있는 기관속으로 공기가 급하게 끌려 들어감으로써 딸꾹질에서 보이는 이상스러운 소리가 나는 것이다. 때로는 먹은 음식물이 딸꾹질의 원인이 되기도 하고 신경성 원인에 의하는 수도 있다.

2) 처 치

가벼운 것은 한참동안 멈춰 횡경막의 경련을 멎게 함으로써 낫게 할 수 있고 냉수를 조금씩 천천히 마시던지, 혀를 1~2분 동안 자기의 손으로 앞으로 빼내고 있음으로써 낫는 수가 있다. 여러 가지 방법으로도 낫지 않고 계속되면 병원으로 간다.

6. 두드러기(hives)

1) 증 상

갑자기 피부에 울긋불긋한 것이 돋는 일종의 피부병이다. 두드러기가 갑자기 일어난 곳은 보통 그 주위의 피부색보다 더 붉고 가려움이 심하다. 대개 특정한 음식물에 대하여 특이한 체질을 가진 사람에게 이런 현상이 나타난다.

2) 처 치

두드러기가 돋는 부분에 냉찜질하거나 소독약을 바르면 가려움이 가라앉는다.

7. 안검 및 안구의 상처

1)티

▷ 눈에 들어간 티는 안구를 자극한다.

처치원은 눈의 티를 무리하게 제거하려고 하지 말고 흐르는 물에 눈을 씻는다. 즉시 의사에게 데려 갈 것이며,눈을 비비거나 불결한 손으로 만지지 않도록 한다. 특히 날카로운 물건으로 티를 제거하려고 해서는 안 된다.

▷ 티는 대개 안검 점막에 붙어 있는데, 티를 제거하려면

하안검을 조심하여 아래로 끌어내리고 깨끗한 헝겊의 귀퉁이로 티를 닦아낸다.

▷ 티가 상안검 점막에 있으면 조심하여 상안검의 속눈썹을 잡고 환자가 위를 보게 한 다음 잡아당겨 하안검위에 올려놓으면 티가 옮겨지고 눈물에 의하여 묻어나온다.

▷ 그 다음 식염수로 씻어준다.

▷ 이 방법으로 잘 되지 않으면 붕대를 느슨하게 하여 눈을 보호한 다음 의사에게 데려간다.

2) 안검 및 그 주위 조직의 상처

안구의 부상이 없고 안검 및 주위 조직만 손상을 입은 상처는 그 이상의 악화를 막는 것이 중요하므로 소독된 드레싱 또는 깨끗한 헝겊을 상처에 대어주는 처치만 하여 의사에게 데려간다.

3) 안구의 상처

▷ 안구의 손상에는 가벼운 찰과상으로부터 쇳조각에 찔리는것 같은 심한 종류에 이르기까지 여러가지가 있다.
 안구 부상자는 속히 의사에게 보낼수록 시력을 구하는데도움이 된다. 안구의 부상은 영원히 실명하는 원인이 되는 경우가 있다.

▷ 안구의 이물을 빼려하지 말고 깨끗한 헝겊을 대고 느슨하게 붕대를 한다.

▷ 부상자를 누운 자세로 의사에게 보낸다.

4) 적색안

눈이 붉어지고 핏발이 선 것은 감염의 징후이니 환자를 의사에게 보내 치료를 받게 한다. 곧 바로 의사의 치료를 받을 수 없으면 눈을 식염수로 씻고, 더운물 찜질은 5~10분간 계속하고 부상자는 반드시 의사에게 데려간다.

8. 경 련(痙攣, convulsion)

1) 경련(痙攣)

경련은 몸의 여러 근육이 동시에 저절로 수축하는, 즉 의지와 상관없이 일어나는 것으로 뇌기능의 장애로 생긴다. 경련에는 보통 의식소실이 동반된다.

경련을 일으킬 수 있는 원인으로는 머리부상, 뇌손상을 주는 질병들, 뇌의 산소부족, 독물 중독 등이 있다. 소아나 유아는 고열로 경련이 일어날 수 있다. 발작은 간질의 한 증세이다.

발작의 원인이 무엇이든 간에 응급처치는 의식없는 부상자의 처치 규칙을 따르고 부상자가 발작 도중에 더 다치지 않게 하고 신변의 위험물을 제거하는 것이 우선되어야 하며, 탈구나 골절등 외상을 예방하기 위해 최선을 다하고 적절한 후속조치를 해야 한다.

2) 소발작 간질

간질의 증세가 가벼운 형태로 간단히 말하면 갑자기 순간적으로 뇌기능의 장애가 생겨 잠깐 의식이 흐려지는 상태로 공상하는 것처럼 보인다. 깨어나면 환자는 단순히 그가 발작 직전에 어떻게 하고 있었는지 모를 수 있다. 소발작 후에 대발작이 오는 경우는 드물지 않다.

① 증 상

▷ 갑자기 멍하게 앞을 본다.

▷ 눈꺼풀, 입술, 머리를 가볍게 움찔거린다.

▷ 이상한 반복 움직임이 있다. 입술을 다신다. 씹는다.

▷ 이상한 소리를 낸다.

▷ 또는 옷을 만지작거린다.

② 처 치

▷ 환자를 조용한 곳에 앉히고, 환자 주변의 위험물을 제거한다.

▷ 조용히 말을 시키면서 안심시킨다.

▷ 질문을 해서 괴롭히지 말고, 완전히 깨어날 때까지 같이있는다.

▷ 환자가 자신의 상태에 대해서 알지 못하는 경우에는 진료를 받도록 한다.

3) 대발작 간질

이 상황은 재발성 대뇌기능 장애로 심한 경련과 심한 의식장애를 일시적으로 일으킨다. 간질은 갑자기 나타나며, 화나는 가벼운 전구증상을 보일 수 있다. 즉 기분이 이상해지거나 이상한 냄새나 맛을 느낄 수 있다.

① 증 상

▷ 환자는 갑자기 의식을 잃는다. 간혹 울기도 한다.

▷ 환자는 등을 활처럼 구부리며 뻣뻣해진다.

▷ 호흡을 멈출 수 있다. 입술이 파래지고 얼굴과 목이 충혈된다.

▷ 경련이 시작된다.

▷ 턱을 깨물고 호흡이 거칠어진다.

입에서 침이 나오는데, 혀나 입술을 깨물 경우에는 피가 묻은 침이 보인다.

소변, 배변의 조절이 안 될 수도 있다.

▷ 근육이 이완되면서 호흡은 정상으로 된다.

환자는 보통 수분내에 의식을 잃는다.

환자는 발작 시작을 모르며, 멍한 기분으로 이상하게 행동한다. 깊은 수면으로 들어갈 수 있다.

② 처 치

▷ 만일 환자기 쓰러지면 편히 눕힌다. 환자 주위사람들이 주위로 비켜서 공간을 만든다.

▷ 목 주위 옷을 느슨하게 해주고 머리를 보호한다.

▷ 경련을 멈추면 회복자세를 취하게 하고 완전히 회복될 때까지 지켜본다. 만일 환자가 첫 발작 후 계속 발작하거나 10분이상 의식이 없으면 119로 구급차를부른다. 경련발작의 시각과 기간을 기록한다.

9. 발 열(發熱)

정상체온 이상으로 지속되는 경우를 열이라고 하며, 항상 그렇지는 않지만 보통 감염에 의해 발생한다. 높은 체온이 발생할 수 있는 경우는 인플루엔자, 수두, 홍역, 외막염, 그리고 국소감염 등이다.

보통 정도의 열은 해롭지 않으나 40℃ 이상의 열은 위험하고 영아나 유아에서는 경련을 유발할 수도 있다. 환자의 상태가 불확실할 때는 의사의 도움을 받는다.

1) 증 상

▷ 초기에는 창백해진다.

▷ 한기가 들거나, 닭살이 돋거나, 떨다가 심하면 턱까지 떨리는 현상을 보인다.

▷ 열이 진행된 후에는 덥고 붉게 변한 피부, 땀, 두통, 겨드랑이 체온의 상승 등이 있을 수 있다.

2) 처 치

▷ 환자를 편하도록 고루 따뜻한 침대 등에서 쉬게 한다.

▷ 부드러운 음료를 많이 마시게 한다.

▷ 열을 떨어뜨리기 위해 미지근한 물에 수건으로 닦아 주어야 한다.

10. 두 통(頭痛)

두통은 다른 병, 특히 감기 등의 열이나는 상황과 동반되는 경우에 따라서는 위중한 병의 두드러진 증상일 수도 있다. 건강한 사람일지라도 통풍이 안되는 곳에서 매연 등에 중독되거나 과다한 음주, 약물섭취 등은 두통을 일으킬 수 있다.

두통은 명확한 이유없이 발생하기도 하나 가끔 피곤, 긴장, 스트레스, 정서변화, 고열, 추위 등으로 발생할 수도 있다.

두통의 양상은 지속적인 불쾌감 정도에서 눈을 뜨지 못할 정도로 어쩔 수 없는 통증까지 다양하다.

◈ 처 치

▷ 환자를 조용한 곳에 앉히거나 눕힌다.

▷ 가능한 원인이 될 만한 소음, 밝은 불빛 또는 신선한 공기결핍 등을 해결한다.

11. 뇌빈혈(腦貧血)

뇌빈혈은 충격, 공포 등의 정신적인 인자 또는 극장, 영화관내 등의 환기가 나쁜 비위생적인 장소나 급하게 일어선다거나 골절의 정복에 일어나는 경우에 발생하기 쉽다. 이와같은 자극으로부터 돌연하게 뇌의 순환에 변화를 일으켜 혈행장애에 문제가 생겨 안면창백, 냉한, 구토, 사지경련 등의 증세가 나타나기도 하고 일과성으로 의식을 잃는 경우도 있다.

응급처치는 다음과 같다.

▷ 의복을 따뜻하게 하고 기도(氣道)를 확보한다.

▷ 하지(下肢)를 높여주고 안정을 취한다.

▷ 비점막 자극제 또는 강심제 등을 사용하는 경우도 있다.

12. 뇌졸중(腦卒中)

뇌졸중 가운데 빈도가 높은 것은 뇌출혈, 뇌경색, 지주막하출혈 등이 있다.

뇌졸중, 뇌경색, 지주막하출혈은 발증순서 혹은 요법에 차이가 있으므로 이것들의 증세를 알아두는 것이 필요하다.

1) 뇌출혈(腦出血)

▷ 발작현상이 돌연 나타나고, 이것은 수분에서 수시간 지속된다.

▷ 두통이 강하다.

▷ 발작시 구토를 하기도 한다.

▷ 고혈압이 거의 계속 있다.

▷ 의식불명이 되는 경우가 많다.

▷ 항부(項部) 강직은 드물다.

▷ 한쪽의 마비는 발증때보다 자주 있다.

▷ 수액은 종종 혈성을 보인다.

2) 뇌경색(腦梗塞)

이 증상을 일으키는 증상으로는 뇌혈전증(腦血栓症), 뇌색전증(腦塞栓症)이 있다.

▷ 발작이 천천히 나타난다.

▷ 두통은 가볍든지 거의 없다.

▷ 발작때의 구토는 거의 없다.

▷ 고혈압은 여러가지이다.

▷ 의식을 상실하는 경우도 있다.

▷ 항부(項部) 강직은 없다.

▷ 한쪽의 마비가 있다.

▷ 수액은 맑고 깨끗하다.

3) 지주막하출혈(蜘蛛膜下出血)

▷ 발작은 1~2분 이내로 돌연히 나타난다.

▷ 두통은 격렬하고 순간적으로 나타난다.

▷ 발작때의 구토는 종종 있다.

▷ 고혈압은 계속 있지 않다.

▷ 의식을 순간적으로 잃는 경우도 있다.

▷ 항부(項部) 강직은 계속 있다.

▷ 한쪽 마비는 발증때 없다.

▷ 수액은 항상 혈성이다.

응급처치는 다음과 같다.

▷ 기도를 확보한다.

⇒ 호흡마비가 될 수 있으므로 두부(頭部)가 전굴(前屈) 되지 않도록 주의를 요한다.

▷ 산소를 흡입시킨다.

⇒ 기도(氣道) 협착 때에는 코를 골지만, 산소부족현상이 나타난다.

▷ 혈압을 관리한다.

⇒ 혈압상승시 강하제(降下濟)를 주사하고, 바로 소변을 보게 한다.

▷ 절대적으로 안정을 취한다.

⇒ 몸을 따뜻하게 한다.

▷ 이상 고열에 주의한다.

⇒ 두부(頭部)를 차게 해준다.

▷ 윤액(輪液)

⇒ 구토나 발한이 심하면 탈수의 위험이 있다.

▷ 자변환은 뇌출혈의 경우 대개 3시간 후, 뇌경색은 1~2주간을 지나서가 좋다.

▷ 뇌출혈에서는 지혈제를 투여하는 것이 원칙이지만, 출혈사(出血死)의 위험이 있다.

13. 의식장애(意識障碍)

의식이 불명확하든지 의식이 없어지기도 하지만, 특히 산소부족으로 인한 뇌기능의 장애에 의한 것으로 정도에 따라 4단계로 구분한다.

1) 중독에 의한 경우

▷ 외인성 중독 : 중금속, 독가스, 에티롤, 알콜, 마약, 수면제

▷ 내인성 중독 : 당뇨병성 혼수, 뇨독증(尿毒症), 간성혼수(肝性昏睡)

2) 뇌의 순환장애

뇌출혈, 뇌연화(腦軟化), 뇌빈혈(腦貧血)

3) 뇌외상(腦外傷)

▷ 두부(頭部)는 외력을 받으면 비교적 쉽게 의식장애가 일어난다.

▷ 수분간 회복되는 가벼운 경우부터 사망에 이르는 경우까지 다양하다.

▷ 뇌진탕, 뇌좌상, 뇌압박이 대표적인 경우이다.

4) 뇌 또는 수막의 염증성 질환 : 수막염(髓膜炎), 뇌염(腦炎)

5) 고혈성 전염병 : 장티푸스, 이질, 티프테리아

응급처치는 다음과 같다.

▷ 기도를 확보한다.

▷ 안정을 취하고 빛이나 소리의 자극을 피해야 한다.

▷ 앙와위(仰臥位) 자세의 경우 머리를 좌우로 돌릴 수 있도록 한다.

▷ 혈압이 상승되지 않도록 한다.

〈뇌기능 장애 구분〉

구분	증상
명식불능상태 (明識不能狀態)	▷ 주위의 무관심으로 주의력, 사고력 감퇴 ▷ 흥미를 타나내지 않음
경면 (傾眠)	▷ 자극에 따라 각성한다. ▷ 바로 잠이 든다.
혼미 (昏迷)	▷ 강하게 자극하면 눈을 뜬다. ▷ 바로 잠이 든다.
혼수 (昏睡)	▷ 의식장애가 심하다. ▷ 어떠한 자극에도 반응이 없다.

참고 문헌

강영석(1999), 응급처치의 이론과 실제, 신교당.

고성경(2001), 스포츠의학, 홍경

김동원(2005), 그림으로 배우는 응급처치, 21세기사.

김문기 외 2인(1998), 구급처치및 안전학, 신교당.

김 원(2003). 스포츠 응급처치. 군자출판사

김종훈(1998), 인체구조학, 교학연구사.

김형묵(1995). 응급처치 매뉴얼. 고려의학

대한적십자사(1999), 수상안전과 인명구조, 대한적십자사.

대한적십자사(2002), 심폐소생술, 대한적십자사.

대한적십자사(2004). 응급처치법 II. 대한적십자사.

배석주(2001), 생활응급대처요령, 현대북스.

서해근 외 1인(2003), 안전교육 및 응급처치, 동아대학교출판사.

아틀라스시리즈(1999), 그림으로 보는 우리의 몸, 기린원.

양재용 외(1998). 응급처치 및 안전관리. 형설출판사

어학교육연구원 편(1991), 응급처치, 서울대학교출판부.

엄기매 외2인(1998), 응급처치, 청구문화사.

연세대 원주의과대학 응급의학교실(2005). 응급구조와 응급처치. 군자출판사

이선옥 외 4잉(1997), 응급 및 재해간호, 수문사.

이수영 외 4인(2005), 응급처치의 이해, 기문사.

이충중. 응급처치. 명지대학교

DK 인체생리 · 해부도(2002). 대경북스

BLE 응급구조과 교수협의회(1998). 전문 응급 처치학. 대학서림

전국 응급구조과 교수협의회(2001). 일반 응급 처치학. 대학서림

하버드의과대학(2004), 하버드 메디칼스쿨 가정의학 가이드, 동아일보사.

한건수(2000). 정골요법 I. 도서출판 유정.

CIBA원색도해의학총서 편찬위원회(2000), THE CIBA, 도서출판 정담,.

日本赤十字編(平成8年), 救急法講習教本, 日本赤十字社.

American Red Cross(1981), Standard First Aid and personal Safety New York, Doubleday & Company,Inc.

www.rcsafety.org

찾아보기

찾아보기

ㄱ

ㄴ

ㄷ

ㅁ

ㅂ

ㅍ

ㅎ

응급의료센터

응급의료센터 안내

재해 발생시 환자의 중증도에 따라 가장 적절한 응급의료기관을 이용하면 최상의 응급의료를 받을 수 있습니다.

의료기관에서의 처치는 이미 있던 의료인력자원, 응급실 및 입원실 병상의 가동여부, 추가 의료인력자원의 투여, 의료기관 장비의 활용 여부 및 적절한 이송의 분산이 크게 좌우됩니다.

각 의료기관에서는 몰려드는 환자를 위해 적절한 의료를 제공했으나 국내 대형병원 응급실의 적체 상황에 따라 조기에 응급실 사용 병동이 차버려서 다른 의료기관으로 이송하는 일도 있습니다.

응급실에서는 항상 방문하신 순서대로 진료를 받을 수 있는 것이 아니며, 환자의 중증도에 따라 치료의 우선순위가 정해집니다.

응급한 상황이라고 판단하여 응급실을 방문하신 환자에 대해 처음으로 환자의 상태를 확인하는 절차로 응급실 입구에서 예진을 실시하게 됩니다.

응급실 치료가 필요한지의 여부와 어느 정도 신속하게 치료를 받아야 하는지 등을 판단하게 되는데 예진 결과 응급진료가 불필요한 환자에게는 외래진료를 권유하거나 낮은 등급의 응급의료기관으로 전원시킬 수 있습니다.

의료진과 시설의 낮은 등급이 아니라 응급상황에 맞는 병원별 등급을 말하며 응급의료관리료가 차등 부담됩니다.

권역응급의료센터는 상태가 심각한 중증응급환자를 진료하는 최종단계의 응급의료기관입니다.

지역응급의료센터는 중증 응급환자를 진료하며 지역응급의료기관 및 기타 응급실은 상태가 경미한 환자나 일반 응급환자를 진료하고 있습니다.

응급증상 또는 이에 준하는 증상이 아닌 상태로 응급실을 방문했을 때에는 본인이 응급의료관리료를 본인이 전액을 부담해야 합니다.

사망률, 불구율 감소로 국민의 생명보호 및 의료비, 노동력 상실 등 사회적 비용 연간 5조3천만원의 비용 절감을 위해 응급의료체계를 개선하고 있습니다. 응급상황시 신속한 응급처치 및 적정 의료기관 이송을 통하여 응급실 사망률을 20%로 낮출 수 있는 응급의료체계 종합개선대책의 일환으로 응급의료센터를 구분하여 운영하고 있습니다.

1339로 연락을 주시면 적합한 응급의료기관을 안내해 드립니다.

▷ 응급 증상

신경학적 응급증상	급성의식장애, 급성신경학적 이상, 구토, 의식장애 등의 증상이 있는 두부손상
심혈관계 응급증상	심폐소생술이 필요한 중상, 급성호흡곤란, 심장질환으로 인한 급성 흉통, 심계항진, 박동이상 및 쇼크
중독 및 대사 장애	심한탈수, 약물, 알코올 또는 기타 물질의 과다복용이나 중독, 급성대사장애 (간부전, 신부전, 당뇨병 등)
외과적 응급증상	개복술을 요하는 급성복증(급성복막염, 장폐색증, 급성췌장염 등 중한 경우에 한함.) 광범위한 화상(외부신체 표면적의 18% 이상), 관통상, 개방성, 다발성 골절, 사지를 절단할 우려가 있는 혈관 손상, 전신마취 하에 응급수술을 요하는 중상, 다발성 외상
출 혈	계속되는 각혈, 지혈이 안되는 출혈, 급성 위장관 출혈
안과적 응급증상	화학물질에 의한 눈의 손상, 급성 시력 소실
알 러 지	얼굴 부종을 동반한 알러지 반응
소아과적 응급증상	소아경련성 장애
정신과적 응급증상	자신 또는 다른 사람을 해할 우려가 있는 정신장애

▷ 응급 증상에 준하는 증상

신경학적 응급증상	의식 장애, 현훈
심혈관계 응급증상	호흡곤란, 과호흡
외과적 응급증상	화상, 급성복증을 포함한 배의 전반적인 이상증상, 골절, 외상 또는 탈골, 그밖에 응급수술을 요하는 증상, 배뇨장애
출 혈	혈관손상
소아과적 응급증상	소아경련 38℃ 이상인 소아 고열(공휴일,야간 등 의료서비스가 제공되기 어려운 때에 8세 이하의 소아에게 나타나는 증상을 말한다.)
산부인과적 응급증상	분만 또는 성폭력으로 인하여 산부인과적 검사 또는 처치가 필요한 증상
이물에 의한 응급증상	귀, 눈, 코, 항문 등에 이물이 들어가 제거술이 필요한 환자

※ 응급의료에 관한 법률 시행규칙 제2조 제1호(2003.2.10)

권역별 응급의료센터

특별시, 광역시, 시, 도 별로 1개소를 지정하는 것을 원칙으로 하되 의료자원의 분포, 주민의 생활권, 주민의 수 등을 감안하여 지정하거나 2개 이상의 시, 도에 1개소를 지정할 수 있습니다.

권역에 속한 종합병원 중 권역응급의료센터를 지정합니다.

1. 응급환자의 진료
2. 대형 재해 등 발생시의 응급의료지원
3. 권역 안의 응급 의료 종사자에 대한 교육 · 훈련
4. 기타 보건복지부장관이 정하는 권역 안의 응급의료에 관한 업무

▷ 권역응급의료센터일반기준

권역응급의료센터는 응급환자만을 위한 전문, 전담 의료기관이어야 하고, 그 시설 또는 건물은 다른 의료시설 또는 건물과 구별되도록 설치, 운영됩니다. 다만, 검사실 및 수술실 중 대수술실은 본병원의 시설을 이용할 수 있는 경우 이를 두지 아니할 수 있습니다.

응급환자의 진료를 위한 검사실, 방사선실, 중환자실 및 수술실은 상호간에 구획되어야 하고, 수평 또는 수직으로 바로 연결될 수 있도록 최대한 근접성을 갖추도록 설치, 운영해야 됩니다.

권역응급의료센터는 상태가 심각한 중증응급환자를 진료하는 최종단계의 응급의료기관으로 2005년 권역 별로 1개소씩 16개소가 지정되어 있습니다.

▷ 권역응급의료센터 지정병원

권역	병원명	연락처
서울권역응급의료센터	서울대학교병원	02-760-3221
부산권역응급의료센터	부산대학교병원	051-240-7501
대구권역응급의료센터	경북대학교병원	053-420-5500
인천서해권역응급의료센터	가천의대중앙길병원	032-460-3011
광주권역응급의료센터	전남대학교병원	062-220-6801
대전충남권역응급의료센터	충남대학교병원	042-259-8110
충청북도권역응급의료센터	충북대학교병원	043-269-6666
경기북부권역응급의료센터	의정부성모병원	031-820-3300
경기남부권역응급의료센터	아주대학교병원	031-219-6005
영동권역응급의료센터	강릉동인병원	033-650-6106
영서권역응급의료센터	원주기독병원	033-741-1641
전북권역응급의료센터	전북대학교병원	063-250-2221
전남권역응급의료센터	목포한국병원	061-270-5652
경북권역응급의료센터	안동병원	054-840-1004
경남권역응급의료센터	마산삼성병원	055-290-6798
울산권역응급의료센터	울산대학교병원	052-250-7000

전문 응급의료센터

보건복지부장관은 시 · 도지사와 협의를 거쳐 외상환자, 화상환자 및 독극물 중독 환자 등에 대한 응급의료를 위하여 종합병원 중에서 분야별로 전문 응급의료센터를 지정할 수 있다.

외상전문응급의료센터

병 원 명	연 락 처
영동세브란스병원	02-3497-2114
조선대학교병원	062-230-3129

독극물전문응급의료센터

병 원 명	연 락 처
서울아산병원	02-3010-3114

화상전문응급의료센터

병 원 명	연 락 처
한강성심병원	02-2639-5114

지역응급의료센터

시 · 도지사는 법 제30조의 규정에 따라 지역응급의료센터를 지정하며 주민의 접근간격을 고려하여 적정한 분포가 이루어지도록 지정합니다,

특별시 및 광역시 : 인구 100만명당 1개소

도 : 인구 50만명당 1개소

지역응급의료센터 일반기준

지역응급의료센터는 중증환자를 진료하며, 2005년도 전국의 종합병원 가운데 97개 병원이 지정되어 운영되고 있습니다.

응급의료기관은 공휴일과 야간에 당직 응급의료 종사자를 두고 응급환자에 대하여 상시 진료할 준비체계(이하 "비상진료체계"라 한다)를 갖추어야 됩니다.

지역응급의료센터에서는 내과, 외과, 소아과, 산부인과 및 마취과의 전문의 각 1인 이상 응급의료를 담당하는 당직전문의를 두어야 합니다.

※ 지역응급의료센터의 개소 수는 신규 지정 및 지정 취소에 따라 수시로 변동될 수 있습니다.

지 역	병 원 명	대표전화
서울 (25개소)	강북삼성병원	02-2001-2001
	인제대학교 서울백병원	02-2270-0114
	중앙대학교의대부속 용산병원	02-748-9900
	순천향대학교 부속병원	02-709-9114
	한양대학교병원	02-2290-8114
	경희의료원	02-958-8114
	가톨릭대학교 성바오로병원	02-958-2114
	서울위생병원	02-2244-0191
	고려대학교의과대학부속병원	02-920-5114
	한전의료재단 한일병원	02-901-3114
	인제대학교 상계백병원	02-950-1114
	을지병원	02-970-8000
	연세대의대 세브란스병원	02-361-5114
	이화의대부속 목동병원	02-2650-5114
	고려대학교 의대부속 구로병원	02-818-6114
	강남성심병원	02-829-5114
	가톨릭대학교 성모병원	02-3779-1114
	성애병원	02-840-7114
	서울특별시립보라매병원	02-840-2114
	카톨릭대학교 강남성모병원	02-590-1114
	삼성서울병원	02-3410-2114
	서울의료원	02-3430-0201
	강동성심병원	02-2224-2114
	서울보훈병원	02-2225-1111
	건국대학교병원	02-450-9500

지 역	병 원 명	대표전화
부산 (5개소)	고신대학교 복음병원	051-990-6114
	동아대학교병원	051-240-2000
	부산백병원	051-890-6114
	수영한서병원	051-756-0081
	침례병원	051-580-2000
대구 (4개소)	계명대학교 동산병원	053-252-5101
	대구파티마병원	053-940-7114
	영남대학교병원	053-623-8001
	대구가톨릭대학병원	053-626-5301
인천 (3개소)	인하대학교의대 부속병원	032-890-2114
	카톨릭대학교 성모자애병원	032-510-5500
	인성의료재단 한림병원	032-540-9114
광주 (4개소)	남광병원	062-371-0061
	광주기독병원	062-650-5000
	첨단종합병원	062-601-8000
	하남성심병원	062-953-6000
대전 (4개소)	가톨릭대학교 대전성모병원	042-220-9400
	대전선병원	042-220-8000
	을지의과대학부속병원	042-259-1000
	건양대학교병원	042-600-9999
울산(1개소)	울산동강병원	052-241-1114
경기도 (16개소)	동수원병원	031-210-0114
	가톨릭의대 성빈센트병원	031-249-7114
	굿모닝병원	031-652-2981
	명지병원	031-810-5114

지 역	병 원 명	대표전화
경기도 (16개소)	분당제생병원	031-779-0114
	분당차병원	031-780-5000
	분당서울대학교병원	031-787-1211
	순천향대학부천병원	032-621-5114
	한림대학교부속 성심병원	031-380-1500
	고려대학교부속 안산병원	031-412-5114
	국민건강보험공단 일산병원	031-900-3114
	가톨릭대학교 성가병원	032-340-2114
	일산백병원	031-910-7114
	한양대학교의대부속 구리병원	031-560-2114
	광명성애병원	02-2680-7115
	샘안양병원	031-467-9114
강원도 (3개소)	한림대학교부속 춘천성심병원	033-252-9970
	영동병원	033-532-3006
	아산강릉병원	033-610-3114
충북 (2개소)	청주성모병원	043-219-8000
	제천서울병원	043-642-7606
충남 (4개소)	단국대학교의과대학 부속병원	041-550-7114
	순천향 천안병원	041-570-2114
	논산백제병원	041-733-2191
	홍성의료원	041-630-6114
전북 (5개소)	예수병원	063-230-8114
	새전주병원	063-220-7200
	원광대학교병원	063-850-1114
	군산의료원	063-472-5412

지 역	병 원 명	대표전화
전북(5개소)	남원의료원	063-620-1114
전남 (7개소)	목포중앙병원	061-280-3000
	여천전남병원	061-690-6000
	순천성가롤로병원	061-720-2000
	고흥병원	061-831-1911
	해남병원	061-536-4116
	화순전남병원	061-379-7114
	순천중앙병원	061-741-1001
경북 (7개소)	포항성모병원	054-272-0151
	한동대학교 선린병원	054-245-5000
	포항세명기독병원	054-275-0005
	안동성소병원	054-857-2321
	순천향구미병원	054-463-7151
	경상병원	053-811-7711
	포천중문의과대학교구미차병원	054-450-9700
경남 (3개소)	창원파티마병원	055-270-1000
	경상대학교병원	055-750-8000
	김해중앙병원	055-330-6000
제주 (4개소)	의료법인 한라병원	064-742-9221
	제주대학교병원	064-750-1234
	중앙병원	064-720-2000
	한마음병원	064-750-9000

지역응급의료기관

시장, 군수, 구청장은 관할 지역안의 주민에게 적정한 응급의료를 제공하기 위하여 종합병원과 의료법 제3조의 규정에 의한 병원 및 의원 중에서 지역응급의료기관을 지정할 수 있습니다.

지역응급의료기관

지역응급의료기관은 경미한 환자나 일반적인 응급환자를 진료하며, 2005년도 전국의 병원 중에서 지정되어 운영되고 있습니다.

※ 지역응급의료기관의 개소 수는 신규 지정 및 지정 취소에 따라 수시로 변동될 수 있습니다.

지역응급의료기관 지정 병원 (2006년 2월 기준)

서울(26개소)

NO	병 원 명	연 락 처
1	세란병원	02-737-0181
2	이화여자대학교의대부속 동대문병원	02-760-5114
3	서울적십자병원	02-2002-8000
4	중앙대의대부속 필동병원	02-2260-2114
5	삼성제일병원	02-2000-7000
6	소화아동병원	02-705-9000
7	금강아산병원	02-799-5000
8	혜민병원	02-453-3131
9	서울성심병원	02-966-1616
10	동부제일병원	02-437-5011
11	녹색병원	02-490-2000
12	대한병원	02-903-3231
13	원자력병원	02-974-2501

NO	병 원 명	연 락 처
14	청구성심병원	02-353-5511
15	동신병원	02-396-9161
16	홍익병원	02-2693-5555
17	서안복음병원	02-2604-7551
18	희명병원	02-804-0002
19	구로성심병원	02-2067-1500
20	대림성모병원	02-8299-000
21	명지성모병원	02-829-7777
22	영등포병원	02-2632-0013
23	충무병원	02-2678-0041
24	강남고려병원	02-874-8001
25	베스티안병원	02-3452-7575
26	국립경찰병원	02-3400-1114

부산(25개소)

NO	병 원 명	연 락 처
1	메리놀병원	051-465-8801
2	부산위생병원	051-248-5151
3	김원묵기념 봉생병원	051-646-9955
4	성분도병원	051-466-7001
5	일신기독병원	051-630-0300
6	좋은문화병원	051-644-2002
7	해동병원	051-412-6161
8	영도병원	051-412-8881
9	동의병원	051-867-5101
10	춘해병원	051-638-8000
11	광혜병원	051-503-2111
12	동래봉생병원	051-531-6000
13	대동병원	051-554-1233
14	구포성심병원	051-333-2001
15	한중병원	051-304-2001

NO	병 원 명	연 락 처
16	부민병원	051-330-3000
17	해운대성심병원	051-743-5555
18	동래백병원	051-607-8114
19	세웅종합병원	051-522-6000
20	부산의료원	051-507-3000
21	부산센텀병원	051-750-5000
22	좋은삼선병원	051-322-0900
23	보훈병원	051-313-7871
24	기장병원	051-723-0171
25	좋은강안병원	051-625-0900

대구(15개소)

NO	병 원 명	연 락 처
1	곽병원	053-252-2401
2	세동병원	053-602-3300
3	동부허병원	053-749-0000
4	강남병원	053-980-9000
5	대구의료원	053-560-7575
6	칠곡카톨릭병원	053-320-2500
7	현대병원	053-764-2000
8	동경병원	053-743-7777
9	가야기독병원	053-622-2301
10	구병원	053-560-9114
11	대구보훈병원	053-630-1001
12	혜성병원	053-589-3000
13	현풍하나병원	053-611-3300
14	논공가톨릭병원	053-615-4871
15	복음병원	053-640-9000

인천(13개소)

NO	병원명	연락처
1	인천기독병원	032-762-7831
2	인천의료원	032-580-6000
3	인천사랑병원	032-425-2001
4	새한병원	032-425-6675
5	인천적십자병원	032-812-8200
6	부평세림병원	032-524-0591
7	성민병원	032-571-3111
8	산재의료원 인천중앙병원	032-518-0541
9	다사롬병원	032-270-1234
10	계양병원	032-553-8275
11	가좌성모병원	032-584-0114
12	온누리병원	032-567-6200
13	강화병원	032-933-8111

광주(16개소)

NO	병원명	연락처
1	서남대학교병원	062-224-0671
2	광주세명병원	062-609-8119
3	광주상무병원	062-600-7000
4	광주한국병원	062-380-3000
5	미래로21병원	062-450-1000
6	광주씨티병원	062-460-7000
7	광주동아병원	062-650-2555
8	광주일곡병원	062-608-7114
9	광주삼성병원	062-519-9000
10	광주현대병원	062-570-0114
11	광주병원	062-260-7000
12	광주호남병원	062-950-9000
13	송정사랑병원	062-949-9000
14	광주보훈병원	062-650-6114
15	광주신가병원	062-610-8702
16	광주열린병원	062-610-9000

대전(5개소)

NO	병 원 명	연 락 처
1	계룡병원	042-601-7100
2	대전성심병원	042-522-0711
3	대전보훈병원	042-939-0130
4	대전중앙병원	042-670-5114
5	대전한국병원	042-606-1740

울산(9개소)

NO	병 원 명	연 락 처
1	울산강서병원	052-249-1501
2	울산제일병원	052-273-6121
3	굿모닝병원	052-259-9000
4	울산중앙병원	052-226-1100
5	울산병원	052-259-5000
6	21세기좋은병원	052-290-2100
7	언양보람병원	052-255-7114
8	온산보람병원	052-231-8200
9	시티병원	052-280-9000

경기도(44개소)

NO	병 원 명	연 락 처
1	백성병원	031-238-9121
2	성남중앙병원	031-743-3000
3	부천대성병원	032-610-1111
4	세종병원	032-340-1114
5	중앙병원	031-229-9888
6	한성병원	031-452-0011
7	메트로병원	031-467-9000
8	안산한도병원	031-482-0114
9	안산중앙병원	031-500-1114

NO	병 원 명	연 락 처
10	용인세브란스병원	031-331-8888
11	용인서울병원	031-337-0114
12	다니엘 병원	032-670-0001
13	강남병원	031-330-0114
14	수지삼성병원	031-266-9550
15	박애병원	031-652-2121
16	안중백병원	031-683-9337
17	성심중앙병원	031-681-1119
18	시화병원	031-432-2600
19	신천연합병원	031-310-6300
20	연성중앙병원	031-317-8600
21	원광대산본병원	031-390-2300
22	동수원남양병원	031-356-2828
23	이천파티마병원	031-635-2624
24	김포우리병원	031-999-1000
25	안성의료원	031-674-7520
26	선병원	031-340-0114
27	서울병원	031-375-0081
28	오산한국병원	031-379-8300
29	여주고려병원	031-880-7700
30	양평길병원	031-774-5700
31	국립암센터	031-920-0001
32	신천병원	031-871-8200
33	의정부백병원	031-856-8111
34	의정부의료원	031-828-5000
35	현대병원	031-574-9119
36	용인제일병원	031-332-0533
37	포천의료원	031-539-9114
38	우리병원	031-542-0222
39	의료법인 참병원	031-668-2550
40	화성중앙병원	031-352-8114
41	성모정형외과의원	031-352-5871
42	장호원성모병원	031-642-8871
43	하나성심병원	031-989-1717
44	동국대학교 한방병원	031-961-7000

강원도(22개소)

NO	병원명	연락처
1	강원대학교병원	033-254-6843
2	강남의료재단 강남병원	033-240-7000
3	인성병원	033-253-3030
4	춘천중앙병원	033-263-0500
5	원주의료원	033-761-6911
6	성지의료재단 성지병원	033-760-3114
7	강릉의료원	033-646-6910
8	고려병원	033-642-1988
9	연세병원	033-645-1400
10	금강병원(동해시)	033-520-7000
11	동해성지병원	033-530-3300
12	태백중앙병원	033-580-3333
13	속초의료원	033-632-6821
14	속초병원	033-639-3000
15	삼척의료원	033-572-1141
16	아산재단 홍천종합병원	033-430-5151
17	횡성대성병원	033-343-0901
18	동민의료재단 제일병원	033-345-7171
19	사북연세병원	033-592-3121
20	영월의료원	033-370-9101
21	철원길병원	033-450-3230
22	동해병원	033-530-3100

충청북도(15개소)

NO	병원명	연락처
1	청주의료원	043-279-2300
2	하나병원	043-230-6114
3	한국병원(청주)	043-222-7000
4	효성병원	043-221-5000
5	충주건국대학교병원	043-840-8200

NO	병 원 명	연 락 처
6	충주새로운병원	043-843-9300
7	충주의료원	043-841-0114
8	현대병원	043-644-7575
9	보은연세병원	043-542-3100
10	보은한양병원	043-544-1500
11	옥천성모병원	043-730-7000
12	진천성모병원	043-553-1711
13	영광병원	043-820-2222
14	충주중앙병원	043-856-2100
15	음성중앙성심병원	043-872-4297

충청남도(15개소)

NO	병 원 명	연 락 처
1	천안의료원	041-570-7200
2	충무병원	041-570-7555
3	공주의료원	041-855-4111
4	공주현대병원	041-850-7700
5	보령아산병원	041-930-5114
6	한사랑아산병원	041-539-7500
7	서산의료원	041-661-6114
8	새금산병원	041-754-8272
9	금산을지병원	041-752-8883
10	부여중앙병원	041-837-1200
11	서천성누가병원	041-955-5555
12	서천푸른병원	041-950-5100
13	당진백병원	041-356-7114
14	아산한국병원	041-545-6114

전라북도(18개소)

NO	병 원 명	연 락 처
1	성모병원	063-270-5000
2	신기독병원	063-220-7000
3	군산차병원	063-460-3300
4	동군산병원	063-440-0300
5	익산병원	063-840-9114
6	제일병원	063-840-2300
7	익산연세병원	063-840-8001
8	정읍아산병원	063-530-6000
9	남원삼성병원	063-631-0119
10	김제중앙병원	063-540-0114
11	김제우석병원	063-540-5114
12	완주고려병원	063-290-0114
13	진안동부병원	063-433-2991
14	고창병원	063-560-5600
15	고창제일병원	063-560-3300
16	부안혜성병원	063-583-5001
17	부안성모병원	063-581-5100
18	정읍사랑병원	063-537-9898

전라남도(33개소)

NO	병 원 명	연 락 처
1	목포기독병원	061-280-7500
2	목포의료원	061-260-6500
3	목포전남병원	061-260-3000
4	여수전남병원	061-640-7575
5	여수성심병원	061-651-4701
6	순천의료원	061-759-9114
7	순천오병원	061-723-7200
8	순천금당병원	061-720-3500
9	순천현대병원	061-720-1111

NO	병 원 명	연 락 처
10	순천병원	061-720-7575
11	순천한국병원	061-740-5000
12	나주종합병원	061-330-6114
13	나주중앙병원	061-330-9114
14	영산포제일병원	061-330-9900
15	광양사랑병원	061-797-7000
16	담양사랑병원	061-380-9000
17	곡성병원	061-360-9000
18	구례애향병원	061-780-3300
19	제일병원	061-689-8114
20	녹동현대병원	061-840-1200
21	보성아산병원	061-850-3114
22	벌교삼성병원	061-859-5000
23	화순고려병원	061-370-3700
24	화순중앙병원	061-372-8900
25	장흥병원	061-862-8300
26	해남한국병원	061-530-3000
27	해남우석병원	061-536-7580
28	무안병원	061-450-3000
29	영광기독병원	061-350-3000
30	영광병원	061-353-8000
31	장성병원	061-390-9000
32	완도대성병원	061-553-1234
33	여수백병원	061-655-3000

경상북도(28개소)

NO	병 원 명	연 락 처
1	동국대학교포항병원	054-273-8111
2	포항사랑병원	054-277-3311
3	지방공사 포항의료원	054-247-0551
4	구미병원	054-451-6490
5	동국대학교경주병원	054-748-9300

NO	병 원 명	연 락 처
6	계명대학교 경주동산병원	054-770-9500
7	김천의료원	054-432-8901
8	김천제일병원	054-420-9300
9	안동의료원	054-858-8951
10	구미고려병원	054-453-7575
11	성누가병원	054-633-6011
12	영주기독병원	054-635-6161
13	영남대영천병원	054-338-9000
14	상주성모병원	054-532-5001
15	상주적십자병원	054-534-3501
16	문경제일병원	054-550-7700
17	하양삼성병원	053-857-9114
18	경산신동산병원	053-819-8351
19	부림요양병원	053-853-1355
20	군위삼성병원	054-383-3531
21	공생병원	054-834-3881
22	의성제남병원	054-832-2036
23	영남제일병원	054-861-9111
24	진보병원	054-847-7717
25	봉화해성병원	054-673-1331
26	파티마재활요양원	053-818-9990
27	창도의료재단성심병원	054-834-1048
28	울진의료원	054-785-7000

경상남도(39개소)

NO	병 원 명	연 락 처
1	마산청아병원	055-230-1500
2	동마산병원	055-290-5172
3	마산연세병원	055-243-0100
4	마산의료원	055-249-1000
5	마산제일병원	055-223-9000
6	마산복음병원	055-296-5111
7	창원한마음병원	055-267-2000

NO	병 원 명	연 락 처
8	창원병원	055-282-5111
9	진주제일병원	055-750-7123
10	진주한일병원	055-759-7777
11	진주복음병원	055-743-2580
12	진주반도병원	055-747-6000
13	진주의료원	055-745-8000
14	진주고려병원	055-751-2500
15	진해연세병원	055-548-7788
16	진해은성병원	055-540-1000
17	통영적십자병원	055-644-8901
18	사천중앙병원	055-851-5444
19	사천한마음병원	055-830-6119
20	장유병원	055-330-4000
21	진영한서병원	055-343-5000
22	진영세영병원	055-342-1525
23	밀양한솔병원	055-356-5522
24	밀양영남병원	055-354-8101
25	밀양병원	055-359-3500
26	거제대우병원	055-680-8114
27	거제백병원	055-635-2187
28	양산웅상병원	055-386-6371
29	양산삼성병원	055-384-9901
30	함안중앙병원	055-584-1112
31	함안은성병원	055-586-5500
32	한성병원	055-533-8825
33	창녕서울병원	055-533-8825
34	남해병원	055-863-2201
35	하동병원	055-880-4200
36	거창서경병원	055-945-0091
37	영산중앙병원	055-520-6000
38	김해사랑병원	055-320-1100
39	E-좋은 중앙병원	055-310-6000

제주도(2개소)

NO	병 원 명	연 락 처
1	서귀포의료원	064-730-3101
2	한국병원	064-750-0000

NEW 응급처치

초판 인쇄 : 2006년 9월 10일
초판 발행 : 2006년 9월 15일

저 자 : 이흥진 · 이충중 · 권재한 · 서재복
발행인 : 양철문

발행처 : **교학연구사**
서울특별시 마포구 공덕동 105-67
전화 : (02) 717-3554
(02) 703-1140
FAX : (02) 717-3567
등록번호 : 제 10-17호 (80.4.14)

정 가 : **10,000 원**

ISBN 89-354-0375-X 93510